AI辅助
10天轻松完成
高质量护理论文

于慧 ◎ 著

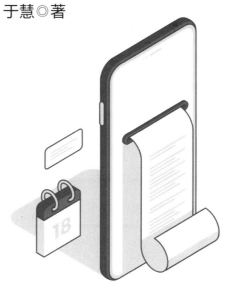

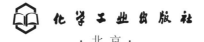

化学工业出版社

·北京·

内 容 简 介

本书为护理工作者量身打造，旨在解决临床护士在科研写作中面临的种种难题。本书引入 AI 辅助写作的前沿理念，深入剖析 AI 大模型的优势，毫无保留地分享提示词技巧。从论文选题的策略制定，到内容撰写的思路梳理；从数据收集的方法技巧，到论文润色的细致雕琢，全方位、系统地为读者呈现护理论文写作的完整流程，助力读者快速掌握高效写作的核心要点。书中对 AI 写作助手的特点与运用技巧进行了深度挖掘，不仅如此，还精心提炼出多个极具实用性的模型，如前言写作的 CDIM 模型、文献综述的 SGCM 模型等。这些模型就像一把把钥匙，帮助读者轻松开启论文写作的大门，迅速搭建起论文框架，让论文内容丰富饱满。

本书适合正在撰写护理论文或有意向提升科研写作能力的临床护士、护理专业学生及科研人员使用。借助本书，读者将大幅提升写作效率，发现科研的新乐趣，从而在护理科研领域取得更加显著的成果。通过AI的辅助，即使是写作小白也能迅速成长为论文写作高手，让护理论文写作从此变得简单而高效。

图书在版编目（CIP）数据

AI辅助10天轻松完成高质量护理论文 ／ 于慧著.

北京 ： 化学工业出版社, 2025. 5. -- ISBN 978-7-122
-47764-4

Ⅰ. R47-39

中国国家版本馆CIP数据核字第20256MB036号

责任编辑：潘　清　戴小玲　　　　　　　　封面设计：异一设计
责任校对：李　爽　　　　　　　　　　　　装帧设计：盟诺文化

出版发行：化学工业出版社（北京市东城区青年湖南街13号　邮政编码100011）
印　　装：中煤（北京）印务有限公司
710mm×1000mm　1/16　印张13　字数210千字　2025年5月北京第1版第1次印刷

购书咨询：010-64518888　　　　　　　　　售后服务：010-64518899
网　　址：http://www.cip.com.cn
凡购买本书，如有缺损质量问题，本社销售中心负责调换。

定　　价：79.00元

前　言

我在护理教育领域（"中国护士网·护理界"）深耕了十余载，非常喜欢研究和挑战能为护理领域赋能的新科学、新技术。

一次偶然的机会，我接触到了人工智能（AI）技术，并发自内心地感叹AI的强大。AI技术这几年发展迅猛，在各行各业中迅速崭露头角。护理领域是一个关乎人类健康的重要领域，是否更应该把握住AI技术带来的红利呢？

经过一年多的深入研究与实践，我逐渐摸索出了一套适合护士学习的AI技术教学方法，当我将这些方法以课程的形式呈现在我的课堂上时，我惊喜地发现，大家对于AI表现出了极高的热情和浓厚的兴趣。他们渴望通过这项新技术，提升自己的工作效率，优化护理流程，在科研和晋升方面取得更大的突破。

这让我萌生了一个想法：能否写一本书，将AI在护理领域的应用进行系统化的梳理与介绍，让更多的护士兄弟姐妹们领略到AI的风采，在护理领域能够得到更快速的传播和普及呢？我希望这本书能成为连接起AI与护理实践的纽带，让每一位护士都能轻松地掌握这项技术，享受AI带来的便利和优势。

在深入研究AI技术的过程中，我逐渐意识到，要想让AI大模型真正成为护士撰写高质量护理论文的得力助手，并非简单的输入和输出，而是需要我们深入理解和研究AI的交互逻辑，找到与AI进行有效"对话"的方式。

我把它称为"构建模型"，更准确地说，它是一种"逻辑结构"的构建。这种逻辑结构，是我们与AI大模型进行对话的"语言"，是我们能够充分利用AI技术的关键。在护理论文撰写中，这种逻辑结构非常重要。它关系到我们能否准确地表达自己的研究意图和观点，关系到AI大模型能否理解我们的需求，并生成符合我们期望的高质量内容。

本书正是围绕护理论文撰写的各个板块展开，深入剖析了相关内容与AI大模型的关联性，详细介绍了如何构建有效的逻辑结构来与AI进行交互。从选题的确立到文献综述撰写，从研究方法的规划到结果的呈现与讨论，每个步骤都紧密结合了AI的特点，指导大家如何构建既符合护理专业逻辑，又能与AI算法无缝对接的逻辑框架，让大家能轻松地与AI进行交互，提升论文的撰写效率与质量。

在构建逻辑结构的过程中，我们要考虑到护理专业的知识体系和逻辑顺序，还要充分考虑AI大模型的"思维"方式和"语言"习惯。这就意味着我们需要对AI的算法、模型结构以及工作原理有一定的了解，才能更好地"翻译"我们的研究意图，让AI大模型能够"听懂"并生成我们想要的内容。

除了构建有效的逻辑结构外，AI大模型生成内容的质量还与我们的提问技巧有直接的关联。在AI的语境下，提问不再是简单的询问或请求，而是一种精准的"指示"或"引导"，需要通过提问，将我们的研究意图、观点、需求及期望的结果，以清晰、具体、准确的方式传达给AI。

这要求我们在与AI的交互过程中，要学会不断提炼和优化提示词。因为一个好的提示词，能准确地反映研究主题和核心观点，同时又能激发AI的创造力和想象力。也就是说提示词既要有足够的开放性，允许AI在一定的范围内自由发挥和创造；又要有足够的约束性，确保生成的内容符合我们的期望和要求。

所以在本书的写作过程中，我特别着重于提示词的提炼和优化，结合了大量的实际案例和经验总结，展示了如何在不同的研究阶段和场景下，灵活运用不同的提问策略和技巧来提炼和优化提示词。我希望这些实用的方法和技巧，能帮助大家在与AI的交互中更加自如地掌控生成内容的质量和风格。

我希望通过这本书的出版和传播，能够激发更多护士对AI的兴趣和热情，也希望"中国护士网"能为护理领域与AI技术的融合发展贡献一份力量。让我们携手共进，共同迎接AI带来的新机遇和新挑战。

于　慧

目　录

第 **1** 章

科研路上的挑战：寻找突破口

1.1 临床护士做科研的那些烦恼

1.1.1 科研基础薄弱：无从下手的痛苦

你是否曾在夜深人静时，面对电脑屏幕，产生一种无力感？作为一名临床护士，你的日常充满了繁重的任务和对患者的关心，但你可能已经感觉到了科研和临床工作之间的鸿沟。

在学校里你学过研究的基本概念，但现在，当真正需要应用这些知识时，却发现这种无力感尤为沉重。你虽然知道科研能够极大地促进你的专业提升，甚至改善患者的治疗结果，但可能还会问自己："如何开始我的科研之路呢？"这是每一位临床护士在开始科研工作时都可能面临的困惑。

科研不仅需要理论知识，还需要一套与日常工作不同的技能，从文献检索到数据分析，这一切对于初学者来说都是陌生且复杂的。而科研基础薄弱，会让你感觉无从下手。

这时，最重要的是建立自信。记住，每一位科研大咖也曾是初学者。你现在需要的就是从"小"开始，比如一项小的研究项目，或者一个简单的观察记录。你不需要立刻挑战复杂的实验设计，询问你的同事或导师，看看他们是如何起步的。你会发现，很多时候，"小"的积累可以带来意想不到的启发和成果。

1.1.2　时间紧张：工作与科研如何兼顾？

"我哪有时间做研究？"这几乎是每个护理专业人员的心声。在繁重的工作和私人生活之间找到平衡已经够难了，更不用说加入需要大量时间的科研活动。但这正是考验你时间管理技能的时候。

试着把科研活动看作是你日常工作的一部分，而不是额外的负担。比如利用好碎片时间，如休息时段或是下班路上的时间，或者安排固定的时间段用于科研，哪怕1周只有几个小时。利用这些时间来阅读最新的研究文献，或者筹划你的研究项目。

设定实际可行的科研目标。不要试图一步到位，延续"小"的理念，设定一些小目标，逐步推进。例如，用2周确定研究题目，接着完成文献综述的初稿。采用小步快跑的策略，即便身处紧张忙碌的工作之中，你依然能不时捕捉到科研带来的成就感，让心灵得到别样的滋养。

1.1.3　选题困难：好题材在哪里？

选择一个好的研究题目是科研成功的关键，但这也是令许多护士感到头疼的一步。在护理领域，好的研究题目既要新颖，又要有实际的临床价值。那么该如何找到既有研究价值，又符合自己的兴趣点的题目呢？

这时，最好的策略是从日常工作中寻找灵感。在临床工作中遇到了哪些问题？哪些是需要改进的地方？例如，是否注意到某些特定的患者管理策略比其他策略更有效？或者，有没有一种常见的治疗方法其实并不如人们所认为的那样有益？

与同事讨论这些问题，将这些日常观察转化为研究问题，参加工作坊和研讨会，拓宽视野并获得新的视角。此外，还可以查阅相关的研究文献，看看其他研究者是如何处理类似问题的，就可以更好地确定自己的研究问题。

在科研路上，始终要记得，每个问题都是进步的阶梯。别让起步的困难阻止你迈出第一步。研究不需要一开始就完美，但它需要开始——从现在开始，就已经足够好了。

1.2　AI 来帮忙：写作不再是难题

1.2.1　提高写作效率：省时省力

众所周知，科研写作是一个极度耗费时间的过程，若还需同时应对繁重复杂的临床工作，其难度更是可想而知。如果有高效的写作方法，就能节省宝贵的时间，还可以减少与写作相关的压力。这就是为什么我们要探讨如何用AI提高写作效率。

你可能已经听说过AI写作助手，但还没有意识到它们真正的潜力。这些工具可以帮助我们快速生成文本草稿，从简单的文献总结到复杂的研究方法描述，只需要输入一些基本的提示词，AI就能提供一个结构良好的初稿。

而你的任务，就是根据自己的研究成果和专业知识来调整和完善这些初稿。这种方式明显缩短了从空白页到初稿的时间，让你可以将更多精力投入研究本身和深入分析上。

刚开始的时候，你可以从简单的功能，如语法、拼写、检查开始，再逐步过渡到更高级的功能，如内容生成、结构优化等。这些工具通常很容易上手，许多平台还提供免费试用，可以在实际投入前体验它们的效果。

1.2.2　激发科研动力：发现新乐趣

科研过程中的另一个常见挑战是保持持续的动力和兴趣。研究论文写作是漫长而孤独的，特别是在面对重复的数据分析和文献审查时，但AI的使用可以简化这个过程，还可以让它变得更加有趣。当日复一日的烦琐任务被自动化处理后，我们是不是就可以将更多的精力投入真正令人心潮澎湃的科研发现和创新上了呢？

AI工具可以发现研究中未探索的新领域或新角度。通过AI的数据挖掘和分析能力，可以快速识别研究中的空白领域，这些可能是你之前未曾注意到的。当你看到这些通过AI揭示的新领域，发现潜在的关联和趋势时，是否能激发你的好奇心，并帮助你开拓新的研究方向呢？

随着AI技术掌握得越来越熟练，我们可以更快地看到自己的工作成果，无论是通过发表更多的研究论文，还是通过实现更高效的临床工作。这种成就感是极大的动力源泉，可以激励你继续在护理和科研道路上前进，探索未知的领域。

第2章

AI助力科研：高效写作的新工具

2.1　国内外经典 AI 大模型特点解析

在探索生成式AI的使用技巧时，我们先来了解几款在国内外广泛使用的AI大模型。这些工具改变了传统的写作方式，提高了研究和教学的效率。

1. ChatGPT

ChatGPT（图2-1）由OpenAI开发，是目前最受欢迎的AI对话大模型之一。它基于强大的语言理解能力，可以生成流畅、逻辑严谨的文本，应用范围非常广泛，从日常对话到专业学术写作都能轻松应对。

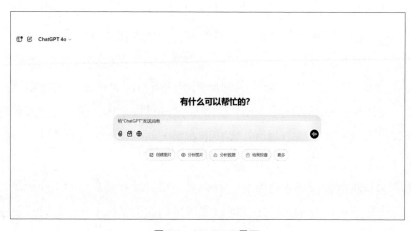

图 2-1　ChatGPT 界面

ChatGPT的特点在于其以深度学习和训练为基础，能够理解和生成复杂的文本信息。对于护理领域的研究人员来说，ChatGPT可以帮助你快速构思研究提案、撰写文献综述甚至模拟患者交流场景，提高写作和沟通的效率。

2. DeepSeek

DeepSeek（图2-2）是一款推理型大模型，由杭州深度求索人工智能基础技术研究有限公司开发的智能工具平台，专注于通过人工智能技术提升各行业的工作效率与知识管理能力。结合自然语言处理、大数据分析和深度学习技术，主要服务于信息检索、数据分析、知识整合及自动化任务处理等场景。支持中英文多轮对话，可快速解答专业问题，帮助护理工作者高效获取疾病护理指南、药物信息等专业知识；自动整理患者信息、护理记录等结构化数据，生成可视化报表；提供护理计划、病例报告等文本的智能撰写与润色功能；支持上传机构内部的护理规范文档，构建专属知识库。平台支持API接口对接，可与医院信息系统集成，助力护理工作数字化升级。

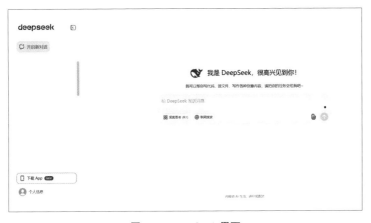

图 2-2　DeepSeek 界面

3. 文心一言

文心一言（图2-3）是一款主打中文文本生成的AI大模型，精于处理和生成符合中文语言习惯的文本，特别适用于需要进行大量文本处理的用户。它的优势在于能够根据少量内容的输入，生成风格一致、语义连贯的中文文章。比如在护理教学和科研写作中，可以输入一些研究关键词，AI就会生成一份关于这些关键词的详细报告，包括相关的研究文章、主要研究成果和未来研究方向的建议等，极大地减轻了工作负担。

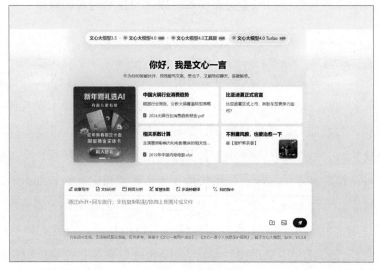

图2-3　文心一言界面

4. 智谱清言

智谱清言（图2-4）擅长进行文本数据的深入分析，是一个专门为中文用户设计的AI写作和数据分析工具，能分析研究数据，提供情感分析，这在处理患者访谈或反馈时特别有用。

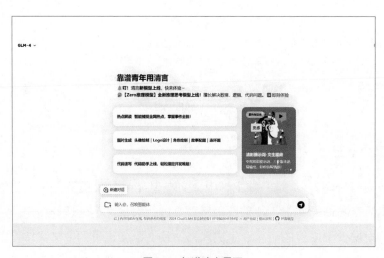

图2-4　智谱清言界面

如果你正在研究患者对某种新护理方法的接受程度，智谱清言可以分析患者反馈的情绪倾向，借由它的深度解析功能，得以穿透表象，直抵患者内心深处，全方位、立体化地洞悉他们的切实需求以及潜藏的种种担忧，为优化护理方案、提升护理质量铺就更为坚实的道路。

5. Kimi

Kimi（图2-5）是一款专注于对话管理、提高交互性和用户体验的AI助手，擅长长文本的生成和学习。在教育领域，它可以模拟不同的教学场景，帮助教师和学生通过模拟对话来学习和练习专业知识。对于护理教学而言，Kimi能够提供贴近现实的患者交流模拟，帮助学生提前适应临床环境，增强实际操作能力。

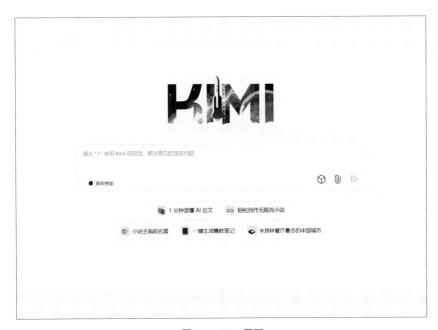

图2-5　Kimi 界面

6. 通义千问

通义千问（图2-6）专注于提供专业的问答和知识搜索服务。在快节奏的护理环境中，能够迅速准确地获取专业知识或解决具体问题是至关重要的，通义千问能够通过大数据分析和专业知识库，为护理人员提供快速而准确的信息获取渠道。

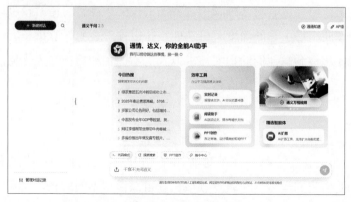

图2-6　通义千问界面

不论是查询最新的护理实践标准还是寻找特定病症的护理技巧，通义千问都能提供及时的帮助，确保护理工作的专业性和时效性。

7. 护动AI

护动AI（图2-7）是由北京爱护教育科技有限公司（中国护士网）研发的一款专为护理领域设计的大模型，它的主要功能是解决护理科研、护理教学和护理管理中遇到的问题。护动AI的独特之处在于它的定制化服务和深度学习能力，在护理领域能够提供针对性的建议和解决方案。

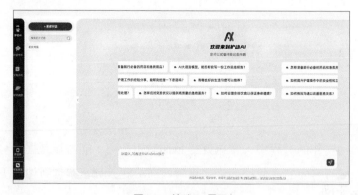

图2-7　护动 AI 界面

无论是在科研设计、数据分析还是教学方法上，护动AI都能提供针对性的支持。它通过分析历史数据和趋势，帮助护理管理者优化团队配置和提升管理效率。在护理教学中，护动AI可以根据学生的学习进度和反馈调整教学内容和方法，使教学更加个性化。

除此之外，还有很多优质的AI大模型，比如豆包、讯飞星火等。通过这些AI助手可以看到，无论是增效还是助学，AI技术都已成为不可或缺的工具。根据自己的需要学习使用这些工具，它们将在你的护理职业道路上发挥重要的作用，帮你更有效地管理工作，同时保持科研和写作的高质量标准。

2.2 玩转 AI 提示词：写作小白变高手

2.2.1 提示词（prompt）是什么？

在使用AI写作助手的过程中，你可能会遇到"prompt"这个词。那么，什么是prompt？简单来说，prompt在AI领域表示提示词，就是一种指令或问题，用来引导AI生成你需要的文本内容。提示词是与AI交流的纽带，决定了AI输出内容的方向和质量。学会有效地使用提示词，对于优化写作过程至关重要。

比如你正在使用AI辅助撰写一篇关于护理管理的文章，如果只是简单地告诉AI"请帮我写一篇文章"，它可能会给你一个非常广泛和通用的结果。但是，如果你使用具体的提示词，如"请详细描述现代医院中护理管理的最佳实践"，这时AI就能提供更具体、更相关的内容。

使用提示词的关键在于清晰和准确。需要明确表达想要AI解决的问题或任务，这样AI才能提供最适合的解决方案。因此，学习如何精准地使用prompt是任何希望利用AI写作助手的人应该具备的基本技能。

2.2.2 六大提示词技巧，轻松避坑

在AI辅助写作的过程中，掌握好提示词运用技巧，能够显著提升写作效率，还能深入挖掘研究内容，使护理论文更加严谨、深入且富有创新性。下面，我将对每一种提示词的运用技巧展开讲解。

1. 明确目标，直击要害

在写作之初，明确目标能聚焦核心问题，避免在写作过程中迷失方向，还能确保论文始终围绕主题展开，不偏离轨道。当明确了自己的研究目标后，接下来

的每个步骤都会变得更清晰和有条理。

提示词模板：

你是一位在护理领域拥有丰富经验的专家，请剖析【具体研究领域】中存在的问题，如何构建一个【具体目标或系统】，以提高【具体效果或指标】？

实例应用：

假设你的研究目标是探讨AI技术在护理风险评估中的应用。使用上述模板，可以这样提问："请剖析护理风险评估中存在的问题，如何构建一个高效、准确的护理风险评估系统，以提高患者安全性和护理质量？"接下来，就可以围绕这个问题，进一步细化研究问题，如"这个系统需要包含哪些关键因素？如何收集和处理相关数据？如何验证模型的有效性和可靠性？"等等。

为了更好地设定目标，可以采用SMART原则——specific（具体的）、measurable（可衡量的）、achievable（可达成的）、relevant（相关的）、time-bound（有时间限制的）。比如，可以将上述研究目标修改为："在接下来的6个月内，开发一个护理风险评估系统，该系统应包含患者基本信息、病史、体检结果等关键因素，并通过至少100例患者的实际数据验证其有效性和可靠性。"这样的目标更加具体、可衡量，也更容易达成。

2. 细化需求，具体化描述

在写作过程中，细化需求是确保论文内容翔实、论据充分的关键。当需要收集数据、引用文献或进行实验设计时，明确且具体的需求描述能够更快地找到所需信息，减少无效劳动。具体化描述还能让论文更加严谨和可信。

提示词模板：

你是一位护理科研领域资深专家，请为我提供【时间范围】内，关于【具体主题】在【具体领域或方面】中应用的【具体类型】研究文献，特别是那些涉及【具体研究要点】等方面的研究。

实例应用：

假设你在撰写关于护理决策支持系统的综述时，需要收集大量相关文献。代入上述模板中，可以这样提问："你是一位护理科研领域资深专家，请为我提供近5年来，关于护理决策支持系统在不同疾病领域（如心血管疾病、糖尿病等）应用的实证研究文献，特别是那些涉及系统性能评估、临床决策质量提升及患者满意度等方面的研究。"这样的提问让AI助手能更精确地理解你的需求，并筛选出最相关的文献。

为了更好地细化需求，可以采用"5W2H"分析法——what（何事）、why（何因）、who（何人）、when（何时）、where（何地）、how（怎么做）、how much（多少）——来提问。比如，在收集数据时，可以问："为什么这些数据对我的研究至关重要（何因）？我需要收集哪些具体类型的数据（何事）？这些数据应该来自哪些人群或机构（何人）？我应该在何时开始收集数据并在何时完成（何时）？数据收集应该在哪些地点进行（何地）？我应该如何收集这些数据（怎么做）？我需要收集多少数据才能满足我的研究需求（多少）？"通过这样的提问方式，需求将变得更明确和具体。

3. 挑战常规，勇于质疑

科研的本质就是不断质疑和探索。当看到某个普遍接受的观点或研究结果时，不妨停下来，大胆提出自己的疑问，问问自己："这真的是无可挑剔的吗？还有没有可能存在其他的解释或解决方案？"并通过查阅文献、进行试验等方式进行验证。

提示词模板：

你是一位资深的护理科研导师，你认为【常规观点/研究结论】是否存在局限性或不足？是否可能有其他【替代方案/新的假设】？

实例应用：

在探讨AI技术在护理教育中的应用时，可能会遇到一些看似合理的观点，如"AI技术能够完全替代传统护理教育中的实践教学环节"。这时，就可以对这个观点进行质疑，代入上述模板："AI技术真的能够完全替代传统护理教育中的实践教学环节吗？它是否存在某些局限性或不足之处？"

4. 深层挖掘，追根溯源

很多时候，我们看到的只是问题的冰山一角，想要真正解决问题，就必须深入挖掘背后的原因和机制，更加准确地把握问题的本质和规律。这样的做法能让论据更充分，论点更有力。

提示词模板：

【现象或问题】是如何产生的？它的深层原因和机制是什么？这种改变又是如何导致【具体影响或结果】的？

实例应用：

在研究AI技术对护士工作压力的影响时，可能会发现护士普遍反映工作压力有所增大。但这只是一个表面现象。为了挖掘深层原因，可以这样提问："AI技术的引入是如何改变护士工作流程的？它的深层原因和机制是什么？这种改变又是如何导致工作压力变化的？"通过进一步调查和分析，可能会发现，虽然AI技术在一定程度上减轻了护士的部分工作量，但同时也带来了新的挑战和要求，如需要掌握新的技术、适应新的工作模式等，这些因素共同作用导致了工作压力的增大。当理解了这些深层原因后，论文是不是就更具深度和说服力了？

5. 联想拓展，激发创意

创新常常来自跨界的联想和拓展，试着将不同领域的知识、技术或问题联系起来，看看能否碰撞出新的火花，提出新的研究假设，让论文更新颖、更独特。

提示词模板：

是否可以借鉴【其他领域或行业】中的【成功方法/技术/理念】，将其应用于【具体研究领域】，以构建一种【新型系统/方法/模型】？

实例应用：

在探讨人工智能在护理质量管理中的应用时，可以联想到其他行业中人工智能的应用案例，如制造业中的质量控制、金融业中的风险评估等。通过对比分析这些案例中的成功经验和失败教训，联想到如何将人工智能更好地应用于护理质量管理中。比如，可以向AI提出一个创新性的研究假设："是否可以将制造业中的六西格玛质量管理方法结合人工智能，构建一种新型的护理质量管理体系？"这样的提问方式能激发创意思维，为研究提供新的视角和思路。

6. 实例举证，增强说服力

理论总是需要实践的支撑。在论述过程中，通过引用具体的案例、数据或实验结果来支持观点或论据，可以让论文更有说服力。

提示词模板：

作为一位【角色描述】，请提供关于【研究主题/关键问题】的具体实例或案例，特别是那些能够说明【研究观点/结论】的【数据/实践效果】。

实例应用：

将需要解决的问题代入模板中：

"作为一位护理领域的资深专家，请提供关于护理记录严谨性在提高护理质量过程中的应用实例，特别是那些能够展示智能化系统如何提高护理记录准确性和护理效率的案例。"

"作为一位临床护理的实践导师，请提供关于护士如何在临床实践中运用多学科协作模型提高患者护理质量的具体实例，特别是能够量化协作效果的数据。"

想用好AI大模型，关键是学会提问，也就是设计好提示词（prompt）。好的提示词能让AI快速明白使用者的需求，给出准确、有用的答案。写提示词其实就是在跟AI对话，刚开始不熟练没关系，多试几次、多练习，总能找到更好的方法。

2.2.3　遵循规范，规避侵权与确保准确性

在护理学术论文的写作领域，AI技术的迅猛发展确实为护理人员带来了前所未有的便利与效率提升。借助AI的强大功能，我们可以更快速地搜集资料、整理思路，甚至撰写初稿，大大缩短了论文的写作周期。但与此同时，我们也必须清醒地认识到，AI技术的使用并非没有风险和挑战，特别是侵权问题以及AI输出内容的不准确性，这些都是我们在使用AI技术时必须谨慎对待的。科技部《负责任研究行为规范指引（2023）》和中华医学会杂志社《关于在论文写作和评审过程中使用生成式人工智能技术的有关规定》为我们提供了明确的指

导和规范：

1. 避免侵权问题

在护理学术论文写作中，使用AI技术生成的内容可能涉及大量的已有文献和数据。这就要求我们在享受AI带来的便利的同时，必须严格遵守学术规范，确保不侵犯他人的知识产权。

（1）原创性保障

AI的学习能力极强，它可以基于大量已有的文献和数据进行学习和生成。但这并不意味着我们可以随意使用AI生成的内容。相反，我们必须对生成的内容进行严格的原创性检查，确保其与已发表的作品没有相似之处，或者相似之处在合理的引用范围内。这是维护学术诚信的基本要求，也是避免侵权风险的重要步骤。

（2）合理引用

如果AI生成的内容中确实包含了某些原始文献中的观点、数据或表述，我们必须按照学术规范进行恰当的引用和标注。这是对原作者的尊重，也是对我们自己学术态度的体现。合理引用可以帮助我们证明论文的观点和数据的来源，增强论文的可信度和说服力。

（3）作者责任

尽管AI在论文写作中发挥了辅助作用，但作者仍需对论文的所有内容负有全部责任。这意味着作者需要对AI生成的内容进行仔细核查和修改，确保符合学术规范和要求。如果论文中存在侵权或抄袭行为，作者将承担相应的法律责任和学术惩罚。

2. 确保AI输出内容的准确性

AI技术虽然强大，但它并非毫无缺陷，相反，AI在使用时也可能会出现虚假内容。我们在使用AI辅助写作时，必须特别注意它输出内容的准确性。

（1）数据真实可靠

AI在统计分析、图表制作等方面可能提供极大的便利，但所分析的数据必须是作者在科研活动中产生或收集的真实数据。我们不能因为追求效率而忽略数据的真实性和可靠性。同时，作者还需要对AI的分析结果进行其他途径的测试验证，比如通过手动计算或使用其他统计软件进行对比分析，确保统计结果的准确性和可靠性。

（2）审慎使用AI生成内容

AI生成的内容可能存在不准确或误导性的情况。这一点要引起重视，在论文提交前，作者必须对AI生成的内容进行人工审核和修改。比如对语言的润色、对观点的梳理以及对数据的核实等。只有经过人工审核和修改后的内容，才能确保符合学术研究的真实性和准确性要求。

（3）避免过度依赖AI

AI可以作为辅助工具帮助我们搜集资料、整理思路甚至撰写初稿，但它绝不能完全取代人类在论文写作中的作用。护理人员应保持独立思考和判断能力，对AI生成的内容进行批判性思考和分析。我们不能因为AI的便利而忽略了自己的思考过程和创新精神，否则论文将失去它独特的学术价值和意义。

未来，随着AI技术的不断发展和完善，我们在护理学术论文写作中将面临更多的机遇和挑战。我们需要不断学习和掌握新的技术方法，同时保持审慎和负责的态度，确保论文的原创性、准确性和学术价值。只有这样，我们才能共同维护学术研究的良好生态，推动护理学科的不断发展和进步。

第 **3** 章

选题不再头疼：AI辅助搞定好选题

3.1 选题难？不存在的！

在撰写护理领域的科研论文时，选题是最初也是最关键的一步。一个新颖、有深度的选题能为整篇论文奠定基础，吸引读者的眼球，甚至引领学术界的讨论。但许多护理人员在选题时常常感到困惑和迷茫，要么觉得选题老套、没新意，要么不知道如何避开选题的雷区。

3.1.1 选题老套没新意

我们都深知选题的新颖性对于论文的重要性，但是在撰写护理论文的过程中，我们经常面临一个严峻的挑战：如何挑选既有新意又能引起护理学术界关注的论文题目。多数时候，我们发现许多研究领域似乎已被前人耕耘得相当透彻，让人难以寻找到未被触及的新领域。在这种情况下，选择一个新颖的题目显得很困难，但这并非无解的难题。因为这种情况的出现，一般是因为我们在选题时过于依赖传统的思维模式，没有跳出既定的框架去思考。

3.1.2 选题常见的那些坑

在选题的过程中，你是不是会发现一些常见的"坑"？这些"坑"会让选题陷入困境。我们深知这些"坑"对论文质量的影响，因此我想在这里和大家分享一下，希望能够帮助大家避免犯类似的错误。

第一个"坑"是选题过于宽泛。有时候，我们为了追求论文的"高大上"，会选择一些非常宽泛的题目，比如"护理教育的发展趋势"。实际上类似于这样的题目让人难以驾驭，因为它们涉及的内容太多、太杂，很难在一篇论文中深入探讨。选题过于宽泛会导致研究目标不明确，研究内容过于庞杂，难以形成有深度的研究成果。

第二个"坑"是选题缺乏实际意义。有些选题虽然看起来很新颖、很有深度，但实际上却缺乏实际意义和应用价值。比如，"护理理论体系的构建与完善"。这样的题目虽然很有学术性，但对于实际护理工作来说却可能并没有太大的帮助。选题缺乏实际意义会导致研究成果无法应用于日常护理工作中，无法为护理工作带来实际的改善和提升。因此，我们在选题时应注重选题的实用性和应用价值，确保我们的研究能为护理工作带来切实的改善和提升。

第三个"坑"是选题与已有文献重复。有时候，我们在选题时可能没有进行充分的文献调研，导致选题与已有的论文或研究成果高度重复。这样的情况不仅会让我们的论文失去新颖性，还可能因为重复研究而浪费宝贵的学术资源。选题与已有文献重复会导致研究成果缺乏创新性和独特性，无法为学术界和护理工作带来新的贡献。

除了以上三个常见的"坑"之外，还有一些其他选题问题也需要注意。比如，选题过于偏僻或冷门，可能导致研究资源有限、难以获得足够的支持；选题过于陈旧或过时，可能无法反映当前护理领域的最新动态和趋势。因此，在选题时，我们需要全面考虑各种因素，确保选题的合理性、创新性和实用性。

3.1.3 如何借助AI避开选题雷区

借助AI，我们可以更科学、更高效地规避护理科研选题过程中的种种雷区，提升选题的新颖性和实用性。

AI技术能帮我们进行更全面和深入的文献调研，通过快速、准确地分析海量文献数据，帮我们识别出哪些领域已经被充分探讨，哪些领域还存在研究空白。这样我们就可以更有针对性地选择那些既新颖又有研究价值的题目，避免陷入重复研究的雷区。

AI技术能为我们提供更广阔的选题视角，分析出护理领域中的新兴趋势、热点问题和潜在挑战，为我们提供新颖的选题灵感；帮助我们跳出传统的思维模式，发现那些尚未被充分探讨的新颖选题，避免选题老套、缺乏新意。

AI技术还能帮我们评估选题的合理性和可行性。在初步确定选题后，可以利用AI技术进一步进行数据分析和模拟实验，评估选题在实际研究中的可行性和潜在成果。这样的评估可以帮助我们及时发现并调整那些过于宽泛、缺乏实际意义或资源支持不足的选题，确保我们的研究能顺利进行并取得有价值的研究成果。

3.2　AI 提问模型构建

在了解了如何借助AI技术来规避选题雷区后，我们接下来就需要探讨如何通过科学的提问模型来生成高质量的论文选题。

先来了解一下这个方法：如何通过整体性提问的方式，获得论文选题呢？下面我们来看一个例子。

提问1

　　我是一名临床护理工作者，经常会遇到各种临床实践的问题，这些问题在现有的理论框架下并没有得到充分的解释，你是一位专注于护理实践领域的研究专家，具有深厚的实证研究经验，请从多角度分析护理实践中的问题，识别常见问题，通过实证研究探索这些问题的根源和影响因素，提出解决方案，生成5个具有实践意义和理论价值的论文选题。

提问2

　　我是一名护理研究者，专注于【老年2型糖尿病】方向，你是资深的科研审稿专家，对最新的研究趋势和挑战有敏锐的洞察力，请帮我分析当前及未来五年内，【老年2型糖尿病】领域面临的最紧迫的挑战及具体问题和干预措施，并生成5个高质量的学术论文选题，谢谢。

这两个提问都属于整体式提问的方式，这样的提问是否可以获得论文选题呢？答案是肯定的，而且如果你的提示词要求相对详细，获得的论文选题的质量也不会太差，但是如果希望获得更高质量的选题，获得值得我们推敲和参考的选题，就需要使用更系统的提问模型。

什么是提问模型呢？其实，提问模型就是一种特别设计过的提问方式，是一个框架或者模板，能帮助提问的人更有效地提出问题，不是随便问问，而是有逻辑、有条理地问。这样一来，被提问的对象，比如AI，就能更容易地深入思考，给出更有价值的回答。每个模型中的一系列步骤或要素，都是为了让沟通更顺畅，让双方都能更好地理解问题，找到解决办法。

此后会为大家逐一介绍多款适用于不同论文板块撰写的提问模型，来帮助大家更高效、更便捷地使用AI工具。

3.2.1 INSM模型：抓住需求

在护理论文写作中，"需求"就是患者、护理人员或整个医疗体系在护理过程中真正需要或希望实现的东西。这些需求可能关乎提升护理质量、优化护理步骤、让患者更满意或者解决特定的健康问题。护士作为直接与患者打交道的人，是第一时间能感受到这些需求的人。因此，挖掘并理解这些需求对于提升护理服务质量和患者满意度非常重要。

从临床观察中发现患者和护理人员的需求，是确定护理论文选题的一种重要方法。这是因为，临床观察能提供真实、具体的案例和数据，帮助护士识别出实际工作中亟待解决的问题和需求。这样，论文选题就会更加贴近临床实际，具有更强的实践意义和应用价值。通过观察和分析患者及护理人员的需求，护士可以发现创新的护理方法或策略，并通过论文进行总结和分享，推动护理学科的发展。

INSM（insightful needs survey model），也就是需求洞察模型，是一种很系统的提问方法。它从护理实践的实际需求出发，通过系统的提问和深入的调研，全面识别出未被满足的需求或存在的问题，并分析这些问题对护理质量、患者安全或健康结果的重要性。接着，在现有研究或实践中探索潜在的解决方案或改进方法，避免重复研究，提高研究效率。最后，基于这些分析和洞察，明确研究问题，确保选题的创新性、实用性和可行性。INSM模型的创建思路见图3-1。

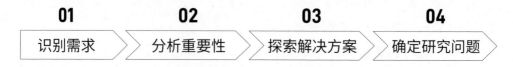

图 3-1　INSM 模型的创建思路界面

1. 识别需求——洞察问题的全貌

识别需求是需求洞察模型的第一步，也是整个过程中最基础、最关键的一步。这一步的核心任务是通过系统的提问和深入的调研，全面识别出护理实践中未被满足的需求或存在的问题。这些需求或问题可能来自护理人员、患者及其家属，也可能通过观察护理实践过程而发现。

在提问和调研的过程中，我们需要保持开放和敏感的态度，尽量收集所有可能的信息，这些信息可能包括护理人员的日常工作内容、工作流程、所使用的设备和工具、所面临的挑战和困难以及患者和家属的反馈和意见等。

识别需求之所以重要，是因为它是所有创新工作的起点。如果我们不知道问题在哪里，就无法有效地解决问题。在护理实践中，未被满足的需求或存在的问题可能严重影响护理质量、患者安全或健康结果。因此，通过识别需求，我们可以确保研究或改进工作是基于实际需要的，而不是凭空想象或猜测的。

识别需求还可以更好地了解护理实践的现状和挑战，为后续的改进工作提供有力的依据。通过与护理人员、患者及家属的交流，建立良好的沟通合作关系，为后续的改进工作打下基础。

什么是特定的护理实践?

特定的护理实践是指在特定的临床环境下，针对特定患者群体或疾病状态，遵循一系列专业护理标准、流程和指南，所采取的具有针对性和个性化的护理措施。这些实践旨在提高护理质量，保障患者安全，促进患者康复，并满足患者及其家属的合理需求。

特定的护理实践通常包括以下几个方面。

患者评估：全面评估患者的健康状况、心理需求、生活习惯等，为制订个性化的护理计划提供依据。

护理计划制订：基于评估结果，结合患者的具体情况和疾病特点，制订具有针对性的护理计划，明确护理目标、措施和预期效果。

护理措施实施：按照护理计划，采取各种护理措施，如药物治疗、伤口护理、疼痛管理、心理护理等，以满足患者的生理需求和心理需求等。

护理效果评价：定期对护理措施的效果进行评价，及时调整护理计划，确保患者得到最佳的护理服务。

沟通与协作：加强与患者及其家属的沟通，建立信任关系，同时与医疗团队其他成员紧密协作，共同为患者提供全面的医疗护理服务。

例1：糖尿病患者的护理实践。

对于糖尿病患者，特定的护理实践首先涉及全面的患者评估。护理人员会详细了解患者的血糖水平、日常饮食习惯、运动情况以及家族病史等重要信息。基于这些信息，护理人员会为患者制订个性化的护理计划，包括定制的饮食计划、适合患者的运动计划以及血糖监测方案。在实施护理措施时，护理人员会指导患者进行自我血糖监测，教会他们正确的胰岛素注射技巧，并提供关于饮食和运动的具体建议，以帮助患者更好地做好疾病管理。

例2：术后患者的疼痛管理。

术后患者的疼痛管理属于特定的护理实践。护理人员会首先评估患者的疼痛程度、疼痛的具体部位以及疼痛如何影响患者的日常生活。然后，他们会根据评估结果制订一个疼痛管理计划，这个计划可能包括药物治疗、物理疗法以及心理支持。在实施护理措施时，护理人员会按时给予患者镇痛药物，进行诸如冷敷或热敷的物理疗法，并提供心理安慰和传授放松技巧，以帮助患者更好地应对术后疼痛，促进康复。

例3：老年患者的跌倒预防。

对于老年患者，跌倒预防是一个重要的护理实践。护理人员会评估患者的平衡能力、步态、视力以及听力，检查患者的家居环境是否安全。基于这些评估结果制订跌倒预防计划，这可能包括平衡训练、家居环境改造以及使用辅助器具等。在实施护理措施时，护理人员会指导患者进行平衡训练；改造家居环境以降低跌倒的风险，比如安装扶手、去除障碍物等；还会提供合适的辅助器具，如助行器或轮椅，以确保患者的安全。

什么是未被满足的需求？

在护理实践中，未被满足的需求通常指的是患者在接受护理服务的过程中，由于各种原因未能得到满足的合理需求。这些需求可能涉及生理、心理、社会等多个方面，具体表现在以下几方面。

生理需求：如疼痛控制不足、伤口护理不当、营养不良等，会导致患者身体舒适度下降，影响康复进程。

心理需求：如焦虑、抑郁等心理问题未得到及时关注和干预，影响患者的心理状态和治疗效果。此外，患者对疾病信息的渴求、对治疗方案的疑虑等心理需求也可能未被充分满足。

社会需求：如患者及其家属对医疗资源的了解不足、对医疗费用的担忧、对康复后生活的规划等社会需求未得到足够的关注和支持。

专业护理需求：在某些特殊情况下，患者可能需要特殊的专业护理服务，如重症监护、康复训练等，但由于资源有限或护理能力不足等原因，这些需求可能无法得到满足。

识别并解决未被满足的需求是提高健康照护系统效能、增强患者满意度和提升护理质量的关键，这常常需要跨学科的合作，采用综合性的方法，涵盖政策改革、教育培训、技术创新及提高患者参与度等多种策略。通过这些策略的有效实施，更好地满足患者的合理需求，提升整体健康照护的质量和效果。

例1：生理需求方面的未被满足。

以张奶奶为例，她由于身体原因需要长时间躺在床上，缺乏足够的运动和体位变换。尽管医护人员定期为她翻身并进行皮肤护理，但张奶奶的皮肤还是出现了压力性损伤，并且情况逐渐恶化，给她带来了极大的不适。张奶奶和家人都希望能有更有效的措施来预防和缓解压力性损伤，提高她的生活质量。

例2：心理需求方面的未被满足。

李先生是一位刚被诊断为癌症的患者，他对这个突如其来的消息感到极度恐惧和不安。在治疗过程中，他要面对身体上的痛苦，还要承受心理上的巨大压力。他渴望能得到更多的心理支持和安慰，希望能有专业人员帮助他调整心态，积极面对疾病。但由于医护人员工作繁忙，很难提供足够的心理关怀，这让李先生感到更加恐惧和无助。

例3：社会需求方面的未被满足。

小王是一位正在康复期的患者，他希望能了解更多的康复资源和社区支持，以便更好地融入社会，但他在寻找这些信息的过程中遇到了困难。他尝试通过互联网和社交媒体寻找相关的康复团体和活动，但发现信息零散、不准确。他也曾向医护人员咨询，但得到的答复比较笼统和模糊。小王感到困惑和无助，他希望能有一个专门的平台或机构为他提供详细、准确的康复资源和社区支持信息，帮助他更好地恢复正常生活。

了解了相关的概念之后，我们就能够深入地进入与AI大模型交互的过程。

在识别需求这一步中，我们遵循以下步骤，见图3-2。

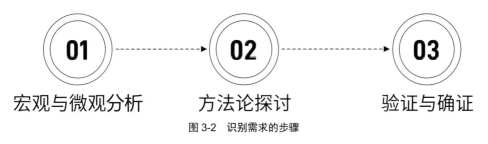

图 3-2　识别需求的步骤

以老年护理方向为例，可以采用以下提问方式。

提问（宏观与微观分析）

我是一名护理科研学者，正在进行一项关于【老年护理领域】的研究。我认为对护理实践中未被满足的需求或问题有一个清晰的认识至关重要。请基于对概念的理解进行分析，在宏观层面，目前【老年护理领域】护理实践中普遍存在的、尚未得到满足的核心需求有哪些？在微观层面，针对具体的老年患者群体，有哪些特殊需求或挑战是经常被忽视或未能充分解决的？

AI回答

在老年护理领域，确实存在一些宏观和微观层面的核心需求，这些需求尚未得到充分满足，对护理服务质量、患者满意度及健康安全结果产生了显著影响。

宏观层面的需求和挑战

1.资源分配不足：老年护理往往需要更多的资源，包括资金、人力和设备。在许多地区，尤其是农村和偏远地区，资源匮乏导致无法提供足够的护理服务，影响患者的整体照护和康复效果。

2. 专业护理人员短缺：随着老年人口的增加，专门从事老年护理的专业人员（如老年病学护士、康复护理专家）的需求迅速增长。然而，专业人才的培养和吸引不足，导致老年护理服务的质量和效率受到限制。

3. 持续护理和跟踪管理缺乏：老年患者常常需要长期或终身的护理和监督。系统性的持续护理和健康管理策略的缺失，使得慢性疾病管理和后续康复支持不足，影响患者的长期健康结果。

4. 健康管理与慢性病监控：随着年龄增长，老年人患有多种慢性疾病的比例升高，需要持续的疾病管理和定期监控，但现有的护理模式未能有效整合这些服务。

5. 政策和制度支持不足：尽管老年护理的重要性日益被认识到，但相关的政策支持和法规制定仍然不足，这限制了服务提供的广度和深度。

微观层面的需求和挑战

1. 跌倒和伤害预防：老年人跌倒和由此引发的伤害是老年护理中一个常见而严重的问题。尽管已经有一些预防措施，但在实际操作中往往因资源限制、监测不足或教育培训不充分而难以实施。

2. 认知功能障碍的护理：认知功能障碍患者的特殊需求经常被忽视，如环境适应、日常生活辅助和行为管理。这些患者需要细致和个性化的关注，以减少困惑和焦虑，提高生活质量。

3. 心理和情感支持：老年患者常常面临孤独、悲伤和心理压力，但护理实践中往往更侧重于生理需求，而忽略心理和情感的支持。这不仅影响患者的心理状态，也可能影响其物理康复进程。

4. 药物管理和多重用药问题：老年人常常需要服用多种药物，但药物管理（包括剂量调整、相互作用监控和副作用管理）在实际护理中往往未得到足够的关注，这可能导致药物相关的并发症。

5. 疼痛管理：老年患者因疼痛问题而求医，但疼痛管理常常不充分或不恰当，这可能因为误解老年患者的疼痛表达或对老年患者使用止痛药的担忧。

6. 终末期护理和生命尊严：随着生命末期的到来，确保老年患者的尊严和生活质量成为护理中的重要部分。然而，终末期护理的质量常受限于护理人员的专业知识、设施和设备以及文化和法律因素。

通过更有效的政策制定、资源分配、教育培训和跨学科合作，可以改善这些问题，从而提高老年护理的整体质量和效果。这不仅需要医疗护理行业内部的努力，还需政府、社会和家庭的共同参与和支持。

大家可以看到，当我们讨论"老年护理领域"中未被满足的需求时，AI大模型提供了一种系统、全面的分析方法。当我们在提示词中输入关于特定护理实践和老年护理中存在的问题的详细描述后，AI能整合和处理大量信息，迅速生成对问题的深入洞见和可能的解决策略。

AI大模型分析的明显优势在于处理和分析庞大的数据集。在护理和医疗领域，这种能力可以揭示不同护理措施之间的复杂关系以及这些措施对患者健康结果的具体影响。例如，AI可以识别出在多学科合作、资源配置、个性化护理方面存在的系统性缺陷，这些都是影响老年患者护理质量的关键因素。

那么在了解了AI大模型在"老年护理领域"需求识别中的优势后，你会不会想问：这些优势是如何实现的呢？是否采用了特定的理论框架或方法论指导？对于定性研究和定量研究，常用的工具或技术又有哪些？它们在需求识别中的适用性和局限性如何？毕竟，护理实践中的需求是动态变化的，如何确保我们的研究工具能够敏感且特异地捕捉到这些变化，是我们需要深入思考的问题。接下来，我们就可以进一步探讨这些问题，进行下一步的追问。

追问+1（方法论探讨）

在进行需求识别研究时，是否运用了特定的理论框架或方法论作为指导？能否介绍一下常用的定性或定量研究工具及其技术，并探讨它们在需求识别中的应用优势与局限性？

AI回答

在需求识别的研究中，通常会使用特定的理论框架和方法论来指导数据的收集和分析，以确保研究的系统性和科学性。这些工具既包括定性方法，也包括定量方法，每种方法都有其独特的应用优势和局限性。

定性研究工具

1. 深度访谈：通过与患者、护士、医生等相关人员进行一对一的访谈，深入了解他们的经验、感受和需求。这种方法能够提供丰富的背景信息和深层次的见解。

优势：能够获得深度信息，理解复杂的人类行为和情感。

局限性：时间消耗大，数据分析复杂，难以推广到大规模人群。

2. 焦点小组：以集中讨论的形式，让多个参与者就特定主题进行交流，观察群体动态和共识。

优势：可以观察群体互动，获取多角度的意见。

局限性：可能受到群体压力的影响，个别声音可能被忽视。

定量研究工具

1. 问卷调查：通过设计结构化的问卷，收集大量数据，进行统计分析。

优势：可以快速收集大规模数据，便于量化分析和比较。

局限性：可能缺乏深度，对于复杂的需求可能难以捕捉细微的差别。

2. 观察法：在日常环境中直接观察患者和护理人员的行为，记录相关的行为和事件。

优势：能够获得真实的行为数据。

局限性：观察者的存在可能影响被观察者的行为，存在观察者偏差。

确保研究工具的敏感性和特异性

1. 持续更新和验证工具：随着护理实践和技术的发展，需求识别工具也应该不断进行更新和验证，以确保其有效性和相关性。

2. 跨学科合作：结合护理学、心理学、社会学等多个学科的理论和方法，可以提高工具的敏感性和全面性。

3. 采用混合方法研究：结合定性和定量研究方法，可以充分发挥各自的优势，弥补单一方法的不足。例如，可以先使用定性方法深入探索需求，再通过定量方法验证和扩展这些发现。

4. 定期进行实地研究：定期到护理现场进行观察和访谈，可以实时捕捉需求的变化，并调整研究工具以应对这些变化。

通过这些策略，研究者可以更有效地应对护理实践中不断变化的需求，提高研究的适用性和影响力。

通过分析AI大模型给出的结果，我们发现，它不但引导我们思考进行需求识别研究时是否运用了特定的理论框架或方法论作为指导，还详细地介绍了常用的定性或定量研究工具及技术，并探讨了它们在需求识别中的应用优势与局限性。这就使我们能更全面地了解不同研究工具的特点和适用范围，在选择研究方法时能更加明确和有针对性。同时，AI大模型还强调了针对护理实践中不断变化的需求，如何确保研究工具具备足够的敏感性和特异性，以便有效捕捉和响应这些动态变化。

在明确了需求识别的研究工具和方法之后，我们自然而然地会思考：如何确保所识别出的潜在需求是真实、紧迫且重要的呢？这就需要我们采用一系列严谨的科学方法和标准来进行验证。那么，是否存在一些具体的量化指标或质性评估框架，可以帮助我们更准确地衡量和评估这些需求呢？这是一个值得深入探讨的问题。对于那些已经被确证的需求，我们又该如何进一步进行分类和优先级排序，以便在研究或实践中更有效地聚焦和干预呢？这也是我们接下来需要追问的重要方向。

追问+2（验证与确证）

在成功识别潜在需求后，您认为应该采用哪些严谨的科学方法来验证这些需求的真实性、紧迫性和重要性？在验证过程中，是否存在一些具体的量化指标或质性评估框架可以辅助我们进行更准确的评估？

AI回答

在成功识别潜在需求后，验证这些需求的真实性、紧迫性和重要性是确保研究成果具有实际应用价值的关键步骤。以下是一些可用的科学方法和评估框架，以及如何对这些需求进行分类和优先级排序的建议。

验证需求的科学方法

1. 再次进行定性深度访谈：与关键利益相关者（如患者、护理人员、管理人员等）进行深度访谈，探讨他们对识别出的需求的看法和体验，确认需求的真实性和具体内容。

2. 德尔菲法：通过专家轮询法来达成对需求的共识。此方法通过多轮问卷调查，收集专家对需求紧迫性和重要性的评估，并进行反馈调整，直至达成一定的共识。

3. 案例研究：选择特定的个案深入分析需求的表现和影响，通过实际案例来验证需求的普遍性和特殊性。

评估框架

1.量化指标

需求频率：统计需求出现的频率，高频率可能表明高紧迫性。

影响评分：评估如果满足该需求，可能对护理结果（如患者满意度、康复速度等）产生的正面影响程度。

风险评估：评估未满足这些需求可能带来的风险或负面影响。

2.质性评估框架

主题分析：通过定性数据分析识别需求背后的主题和模式。

SWOT（优势、劣势、机会、威胁）分析：评估满足需求的可行性和潜在挑战。

通过上述方法和工具，可以确保识别出的需求不仅是真实和相关的，而且在研究或实践中得到恰当的优先级排序和资源分配，从而更有效地进行干预和改进。

这一步AI大模型分析后，给出的结果起到了拓展思路的作用，我们不能仅凭直觉或初步判断就轻易下结论，而是需要采用一系列严谨的科学方法和标准来进行深入验证。比如使用观察、访谈、德尔菲法等实证研究方法收集数据，支持或反驳需求的真实性；也要利用优先级评估、影响分析等工具来量化需求的紧迫性和重要性，使研究更客观、更准确。

2. 分析重要性——挖掘价值的核心

在完成了需求洞察模型的第一步——识别需求之后，我们已经通过三轮深入且细致的提问，逐步触及了需求的本质，实现了从表面现象到深层需求的跨越。

现在，我们进入模型的第二个步骤——分析重要性。这一步，就要对那些刚刚发现的需求进行鉴别，选出与你的研究方向相关的、你认为最需要优先关注的需求。因为在实际操作中，并不是所有的需求都能立即得到满足，也不是所有的需求都对护理质量或服务的改进有同等重要的影响。我们需要对这些需求进行重要性的排序，明确哪些是"必须要有"的核心需求，哪些是"锦上添花"的次要需求，还有哪些是"可有可无"的边缘需求。

分析重要性的核心目的是明确我们所关注的需求是不是"必须要有"的核心需求，以及在护理实践、患者安全以及健康结果等关键领域中的实际意义和潜在价值。通过这个过程，我们能深入评估这项需求对护理质量、患者安全以及患者健康结果的潜在影响。

假设你认为"跌倒预防"是核心需求，那么可以进行如下的提问。

提问

　　请详细阐述"老年患者跌倒预防"是如何影响护理质量、患者安全和健康结果的。在已经识别的多个需求或问题中，您认为"跌倒预防"的相对重要性如何？是否有一种系统性的方法或框架可以用来评估和比较不同需求或问题的重要性？

AI回答

　　"老年患者跌倒预防"的有效性对于护理质量、患者安全和健康结果的影响是显著的，以下是这一主题对于护理实践中各个方面的影响。

对护理质量的影响

1. 系统性预防程序的实施：有效的跌倒预防措施可以作为评估护理质量的重要标准之一，护理机构能够通过执行这些措施，展示其对患者安全的承诺和专业性。

2. 护理人员的培训与专业发展：加强对护理人员在跌倒预防方面的培训，可以提升整体护理服务的质量。

对患者安全的影响

1. 减少意外伤害和并发症：跌倒是导致老年患者受伤的主要原因之一，有效的预防措施可以显著降低这种风险，保护患者避免骨折和其他严重伤害。

2. 提升患者信心和自我效能感：当患者感知到护理环境的安全性时，他们的活动能力和自我管理能力也会增强。

对健康结果的影响

1. 提高整体健康水平：预防跌倒可以帮助老年患者维持其身体机能，减缓功能衰退的进程。

2. 降低长期医疗费用：通过减少跌倒事件，可以显著降低急诊、手术和长期康复的需求，从而降低医疗成本。

需求重要性的评估和比较

"提高老年患者跌倒预防措施的有效性"在未被满足的需求中具有较高的相对重要性，因为其直接关系到患者的生命安全和健康质量。为了系统地评估和比较不同的需求或问题，可以采用以下方法或框架。

1. 层次分析法（AHP）：通过构建一个多层次的决策模型来确定各项需求的重要性权重。这种方法涉及定量的比较和专家评分，有助于明确各项需求的相对重要性。

2. 成本效益分析：评估实施每项需求的预期成本与其带来的潜在益处（如减少的医疗费用、改善的生活质量等）。

3. 风险评估：分析不解决这些需求可能带来的风险，如增加的医疗事故、患者的不满和法律责任等。

通过这些框架和方法，可以更科学地分析各项需求并进行排序，确保护理实践中的资源得到最有效的分配和使用。这不仅有助于保障患者的安全和提高满意度，还能提升整体的护理服务质量。

在第二步的提问中，AI大模型引导我们深入挖掘需求背后的深层意义。这不是对表面现象的简单审视，而是要我们穿透表象，直达问题的核心。我们得问自己：这些需求对护理质量、患者安全和健康结果会有什么样的潜在影响？

这样的思考方式，其实是在促使我们提升认知，从一个更高的层次来看待自己的研究。它让我们意识到，每一个细节都可能关系到患者的生命安全和健康质量。我们不能满足于仅解决表面问题，而是要深入挖掘，找到那些真正能够提升护理质量、保障患者安全的关键点。同时，也强调了评估需求或问题的重要性。我们要学会区分，哪些问题是真正紧迫的，哪些是可以暂时放一放的。这样，才能确保有限的资源和时间，能够用在"刀刃"上。

3. 探索解决方案——拓宽思路的边界

现在，我们已经准备好了进入第三个步骤——探索解决方案。这一步骤的思路是在前两个步骤的基础上，进一步挖掘和探索能够满足重要需求或解决问题的具体方法或途径。也就是说，如果我们已经知道了问题的所在，也明白了它的重要性，那么下一步自然就是要寻找解决问题的方法了。

在探索解决方案的过程中，可以运用各种创新思维和方法，如头脑风暴、逆向思维、模仿创新等，来尝试找到可能的解决方案。同时，还要考虑解决方案的可行性、效果和可持续性，确保所选择的方案能有效解决问题，在实际中得到广泛应用和推广。

探索解决方案也是一个迭代和优化的过程。我们可以提出多个可能的方案，并通过评估、测试和反馈来不断优化和完善它们。这种迭代过程有助于我们确保最终选择的方案是最佳或最合适的，能够最大限度地满足需求或解决问题。

提问

> 请结合上述分析，并针对已识别的"老年患者跌倒预防"的有效性，进一步分析现有的研究或实践中有哪些已经被尝试或正在使用的解决方案。这些解决方案的实施效果如何？还有哪些创新的方法或技术可以提高老年患者跌倒预防措施的有效性？有哪些新兴的护理理念、技术或工具显示出解决这类问题的潜力？

AI回答

> 在老年患者跌倒和伤害预防方面，目前已有多种研究和实践方法被尝试和使用，这些方法旨在通过不同的机制来降低跌倒风险并改善患者的生活质量。下面是一些现有解决方案和它们的实施效果，以及一些潜在的创新方法和技术。

现有解决方案及其效果

1.环境干预：改善住所条件，如安装扶手、改善照明、去除地面障碍物。

实施效果：环境改造已被证实能显著减少跌倒事件，特别是在照明改善和地面平整性提高方面。

2.行为干预：对老年人进行跌倒预防教育和平衡训练、力量训练等。

实施效果：这些干预能有效提高老年人的自我保护能力，降低跌倒率，尤其是结合个性化的训练计划时。

3.技术干预：使用智能穿戴设备监测老年人的活动和生命体征。

实施效果：虽然初期投入较高，但能实时监测和预警，有助于即时干预，避免潜在的跌倒。

4.多学科团队管理：整合护理，通过医生、护士、理疗师等多学科团队的合作，提供全方位的预防措施。

实施效果：这种整合护理方式提高了跌倒预防措施的综合效果，但需要良好的团队协作和资源配置。

创新方法和技术

1.虚拟现实（VR）和增强现实（AR）技术

利用VR或AR技术创建模拟环境进行平衡和协调训练，可以在安全的条件下增强老年人的身体能力。

2.数量分析和人工智能

通过分析大量的健康数据来预测跌倒风险，提出个性化的预防措施。AI可以帮助识别哪些患者在何时可能面临更高的跌倒风险。

3.物联网（IoT）

利用家中的智能传感器监测环境和老年人的行为，及时发出警报并调整环境设置以预防跌倒。

4.移动健康应用程序

开发专为老年人设计的移动应用程序，提供定制的日常活动和锻炼指南，同时允许家人和医疗团队监控患者状态。

新兴护理理念

预防性健康管理：强调通过持续的健康监测和主动的干预措施来预防疾病和意外，而不仅仅是在出现问题后才采取行动。

患者中心的护理模式：更多地从患者的角度出发，考虑他们的独特需求和偏好，制订个性化的护理和预防计划。

通过这些创新方法和新兴理念，可以进一步提高老年患者跌倒预防措施的有效性，从而减少跌倒事件，改善老年人的生活质量。

通过第三个步骤"探索解决方案"的提问，AI大模型提供了多种已经尝试或正在使用的解决方案，进一步挖掘了这些方案的实施效果，让我们能够更全面地了解当前的研究和实践状况。更重要的是，AI还创新性地提出了多种新的方法和技术，如物联网、虚拟现实技术等，这些新兴的技术和工具为我们提供了新的视角和思考方向。

4. 确定研究问题——与自己的一场深度对话

确定研究问题，其实就是和自己的一场深度对话。我们要问自己："在这个方向和领域里，我真正好奇的是什么？哪些问题是真正值得我去深入研究的？"

你可能会发现，自己提出了很多问题，但不知道哪一个才是最值得研究的。这时候，可以尝试用下面几个标准来筛选一下。

① 这个问题是不是当前研究和实践中的空白或不足？如果很多人都已经在研究这个问题，并且已经有了很多成果，那可能要考虑一下，自己能不能在这个基础上提出新的观点或方法。

② 这个问题是不是具有创新性和前瞻性？在研究这个问题时，能不能用到一些新的理论或方法？研究能不能为未来的实践提供一些指导或启示？

③ 这个问题能不能对你所关注的领域产生影响？研究能不能帮助完善老年患者的跌倒预防措施？能不能为政策制定者提供一些有价值的建议？

通过这样的思考过程，你就能逐渐明确自己要研究的具体问题了。但确定研究问题也是一个迭代和优化的过程。在这个过程中你可能会发现自己最初的想法并不那么可行，或者在研究过程中又发现了新的问题，这就是研究不断迭代的过程。

提问

我是一名护理科研学者，进入了确定具体研究问题的阶段，以评估或优化这些解决方案的有效性。针对"老年患者跌倒预防"措施的多样性和复杂性，您认为可以构建哪些具体的研究问题来评估"跌倒和伤害预防"解决方案的有效性？在考虑跌倒对老年患者健康和生活质量的重要影响后，您建议我优先研究哪些与跌倒预防相关的问题？

AI回答

在评估或优化老年患者跌倒预防解决方案的有效性方面，可以从多个角度构建具体的研究问题。这些问题应该能够全面地覆盖跌倒预防的各个方面，从而确保所采取的措施既科学又实用。以下是一些推荐的研究问题和优先考虑的领域。

推荐的研究问题

1. 解决方案的整体有效性

在实施跌倒预防方案后，跌倒发生率有何变化？

不同类型的跌倒预防措施（如环境改造、行为训练、技术应用）对减少跌倒事件的效果如何？

针对有特定慢性病病史的老年患者，哪些预防措施最有效？

2. 个体化预防方案的评估

如何根据老年人的健康状况、居住环境和生活习惯定制个性化的跌倒预防计划？

个性化预防计划与标准预防措施相比，其有效性有何不同？

3. 长期和短期效果的比较

跌倒和伤害预防措施在短期内（例如6个月内）和长期内（例如2年以上）的效果有何区别？

预防措施的持续应用是否对老年患者的总体健康状况有积极影响？

4. 技术和创新方法的效果评估

使用现代技术（如智能穿戴设备、虚拟现实训练等）进行跌倒和伤害预防的成本效益如何？

这些技术在实际护理环境中的可行性和接受度如何？

优先研究的问题

鉴于跌倒对老年患者的健康和生活质量有重大影响，以下几个问题应优先考虑。

1. 跌倒的心理影响评估：跌倒事件对老年人心理健康（如自信心、独立性和恐惧感）的影响如何？心理干预是否能有效减少跌倒恐惧，提高生活质量？

2. 多学科干预的综合效果：结合物理治疗师、护士、营养师和社会工作者的多学科团队介入，其跌倒预防的效果有何不同？这种综合方法如何影响整体预防成功率？

3. 持续监控系统的实用性：在家庭和社区场景中，持续监控和警报系统对预防老年人跌倒的实际效果如何？

通过系统地探讨这些研究问题，您将能够更全面地评估和优化老年患者的跌倒预防策略，从而确保这些措施能够有效提高他们的安全性和生活质量。

在确定了具体的跌倒预防研究问题之后，接下来需要思考如何评估不同跌倒预防解决方案的有效性。

首先，需要问自己："我该如何评估这些解决方案是否真的有效呢？"这就涉及选择评估指标和方法了。当面对容易跌倒的老人，需要找到一种方法来衡量预防方案是否真的减少了他们的跌倒次数。这时，我们可以考虑一些直观的指标，比如跌倒的次数、跌倒造成的伤害程度，甚至可以是老人们对自己平衡能力的自我评价。还可以利用问卷调查、访谈或是简单的观察记录来获取数据。

其次，还要考虑到伦理和法规，虽然听起来可能有点枯燥，但其实非常重要，我们要确保研究符合所有相关的伦理和法规的要求。另外，现有的资源和实际条件是否可以支持你的研究？虽然已经有了很好的研究设计，但如果没有足够的资源来实施，那一切都是白搭。比如资金、人力、时间，甚至能接触到的研究对象。如果研究需要特定的设备或场地，那也得考虑这些是否可行。

追问+1

对于不同的"跌倒预防"解决方案，您认为应该采用哪些评估指标和方法来确定其有效性？在提出与"跌倒预防"相关的研究问题时，应如何平衡创新性和实际可行性？在确定与"跌倒预防"相关的研究问题时，是否需要考虑特定的伦理或法规要求？由于伦理或法规限制，应该避免哪些类型的"跌倒预防"研究问题？在设计"跌倒预防"相关的研究时，应该如何考虑现有资源和实际条件的限制？哪些研究问题，虽然理论上很有价值，但由于资源限制，可能不是当前的最佳选择？

AI回答

在评估不同的"跌倒预防"解决方案时，选择合适的评估指标和方法是关键。同时，在设计研究问题时，确保创新性与实际可行性的平衡，考虑伦理和法规要求以及资源和实际条件的限制，都是确保研究有效性和可执行性的重要因素。

评估指标和方法

1.评估指标

减少跌倒事件的百分比：衡量跌倒次数在实施预防措施前后的变化。

患者生活质量：通过问卷（如SF-36）调查来评估患者的总体健康状况和生活质量。

成本效益分析：计算预防措施实施的成本与减少跌倒节省的医疗费用之间的比率。

患者和护理人员的满意度：通过调查来衡量实施预防措施后的用户满意度。

2.评估方法

随机对照试验（RCT）：评估医疗干预效果的"黄金标准"。

队列研究：追踪两组（暴露组和对照组）患者的跌倒情况。

案例对照研究：回顾性地比较跌倒患者与未跌倒患者的不同干预措施。

创新性与实际可行性的平衡

在提出研究问题时，应确保问题既有探索新颖方法的潜力，又能够在现有的资源和技术条件下实施。例如，尽管使用先进的生物传感器进行实时监控可能具有创新性，但其成本和技术需求可能限制了普及性。

伦理和法规要求

在设计"跌倒预防"的研究问题时，必须确保研究问题符合伦理审查标准，应保护患者隐私和自愿参与权利，并确保数据安全。

需要避免的研究问题包括那些可能对患者造成额外风险或负担的干预措施，如未经证实的药物治疗或高风险的物理干预。

现有资源和实际条件的限制

在设计研究方案时，应考虑到设施的可用性、人力资源配备、技术和资金支持。例如，虽然大规模的多中心研究可能提供更广泛的数据，但其组织成本和资金需求可能不适合所有研究环境。

理论上有价值的研究问题，如长期跟踪患者跌倒后的生活质量变化，可能由于需要长期的资金和人力投入而不是当前的最佳选择。

总之，成功的"跌倒预防"研究设计需要在创新性和可行性之间找到平衡，同时严格遵守伦理和法规要求，合理配置和使用现有资源。通过这种方式，可以确保研究的有效性和实用性，最终达到减少老年患者跌倒事件、提高生活质量的目标。

追问+2

请综合以上因素，生成具体的与"老年患者跌倒预防"相关的在护理领域具有创新性和实用性的研究选题，要求：选题有研究价值，切实可行。

AI回答：略

通过第四步"确定研究问题"的多次叠加提问，AI大模型展示了多元化和层次化的研究思路拓展。这种综合性的思路拓展能够帮助我们全面考虑老年人跌倒问题，从多个角度出发，设计出更具针对性和实用性的研究项目，最终达到减少老年人跌倒事件的发生、提高其生活质量的目标。

思考：

如果获得的选题不能满足你的需求，该如何修改提示词呢？

护理人员使用INSM（需求洞察模型）得到选题的主要优势在于，它能帮助我们深入理解目标人群的具体需求和痛点。INSM模型通过系统地分析患者、护理人员及其他利益相关者的需求，确保研究问题科学有效且具有高度的相关性和实际应用价值。

INSM模型能让你避开那些常见的选题陷阱，比如盲目跟风、脱离实际、缺乏创新性等。通过系统的需求洞察和重要性分析，让选题更加科学、合理。

对护士而言，这意味着什么？

对于忙碌在临床一线的护士来说，时间是最宝贵的资源。使用INSM模型完成护理论文选题，能让我们在短时间内找到更有价值的研究方向，提升科研能力和学术素养。

3.2.2　浅谈I-C-O-E构思模型

在AI大模型的实际应用中，是否还有更加便捷的提问模型可供参考，为生成论文选题提供更多思路呢？

I-C-O-E构思模型就是其中一个易于理解和应用的模型。

什么是I-C-O-E构思模型呢？

I（Issue，问题）：明确研究的核心问题。

在护理学术领域中，要开展一项研究，首先要做的就是找准研究的核心关注点，也就是"我们到底要研究什么"。这个关注点要具体、明确，要有研究的价值和意义。它可以是护理领域中的未解难题，也可以是现有理论或实践中存在的缺陷。找准了这个核心，研究就有了明确的方向，不会跑偏。

例如，在护理领域，一个核心问题可能是"如何有效提高膝关节置换术后患者的远程康复效果"或者"如何有效满足老年心力衰竭患者的居家护理需求，提高患者的生活质量和预后效果"。这些问题都明确指出了研究的对象和目的，为后续的研究提供了清晰的方向。

C（Context，背景）：描述研究问题所处的具体背景。

确定了研究的核心关注点后，接下来就要讲这个关注点是怎么来的，现在是什么情况，为什么重要，还有它和理论、实践或政策有什么关系，这就是背景的描述。让读者能明白为什么这个问题值得研究。

以"膝关节置换术后患者的远程康复"为例，背景描述可能包括：远程医疗服务的兴起、膝关节置换术患者的康复需求、现有康复服务的不足以及远程康复服务的潜在优势等。

以"老年心力衰竭患者的居家护理需求"为例，背景描述可能包括：随着人口老龄化的加剧，老年心力衰竭患者的数量逐年增加；由于心力衰竭的复杂性和长期性，患者往往需要持续的护理和管理；现有的医疗资源难以满足所有患者的住院需求，居家护理成为一种重要的替代方案；老年心力衰竭患者的居家护理需求具有特殊性，如病情监测、药物管理、心理支持等。如何有效满足这些需求成为一个亟待解决的问题。

这些背景信息为理解研究问题提供了必要的前提，让读者能更全面地把握研究的背景和意义。

O（Objective，目标）：阐述研究的目标。

讲清楚了研究背景和核心关注点，接下来就要讲希望通过研究实现什么了。这是研究的核心目的，这个研究目标应该是具体的、可衡量的、与研究问题紧密相关的。比如，可以提出新的理论、验证现有理论、改进实践方法或解决某个实际问题等。

以"膝关节置换术后患者的远程康复"研究为例，目标是设计并实施一套创新性的远程康复服务策略，以有效提高患者的康复效果和服务满意度。这个目标明确指出了研究的具体方向和期望达到的效果，为后续的研究工作提供了明确的指引。

E（Evaluation，评价方法）：提出评价研究成果的标准或方法。

为了确保研究的质量和有效性，需要提出评价研究成果的标准或方法。包括如何收集数据、如何分析数据、如何评估研究结果以及如何验证研究的可靠性和有效性等。评价方法是研究过程中的重要环节，它决定了研究结果的可靠性和可信度。

在"老年心力衰竭患者的居家护理需求"的研究中，评价方法可能包括患者生活质量问卷调查、心力衰竭症状评估量表、药物管理依从性评价、心理支持满意度调查等。这些方法能够全面评估研究策略的有效性和可行性，并提供科学依据和实践指导。

在设计提示词时，如何将I-C-O-E的几项要求全部涵盖进去呢？

提问（以膝关节置换术后为例）

我是一名骨科护士，你是一名专注于护理实践方向的资深科研专家，请你帮我针对以下方向的问题探讨进行指导：针对膝关节置换术后患者的护理（I：问题），在远程医疗服务日益普及的背景下，基于患者需求、期望及实际体验（C：背景），结合护理领域的专业知识，设计并实施一套创新性的远程康复服务策略，以有效提升患者的康复效果和服务满意度（O：目标），同时通过多维度评价方法全面评估这些策略在实际应用中的有效性和可行性，为未来的远程康复服务提供科学依据和实践指导（E：评价方法）。请基于上述问题生成10个高质量论文选题，要求选题具有实用性、可行性。

AI回答：略

我们通过系统化提问模型的应用，发现这种结构化的提问方式更有助于全面理解研究背景，还能精准确定研究目标和方法，使论文选题更具针对性和可操作性。相比于随意或单一的提问方式，系统性提问能够引导深入思考，确保研究设计全面且系统，让护理研究者避免偏离主题，提升了研究的质量和创新性。

第**4**章
前言写作有技巧：AI帮你开好头

4.1　前言的重要性

前言位于论文开篇，紧随标题和摘要，是论文的导入部分，主要为了向读者提供研究背景与现状、研究问题或假设、研究对象和范围、研究的价值与意义、研究方法与设计等内容。前言通过简明的语言和合理的逻辑顺序，引导读者逐步进入研究主题，帮助他们建立对论文核心内容的初步理解。

在护理论文中，前言要展示我们的思路和观点，当然也是与读者建立情感连接的关键。因此，前言需要以一种清晰、有条理的方式阐述研究课题的来龙去脉，使读者能迅速了解研究的背景和价值，激发他们对研究问题的兴趣和关注。

4.1.1　前言决定印象分

我们知道在撰写护理论文时，前言的作用不可低估，它一方面为读者提供了论文的背景信息和逻辑引导，另一方面还为整个研究建立了一个清晰的框架和方向。我们应该认真思考如何通过前言来明确研究的目的和方向，吸引读者的注意力，同时为他们提供一种阅读的动力和兴趣。前言在论文中的六个重要作用。

1. 激发认知兴趣

前言作为论文的"门面"，必须能在第一时间吸引读者的眼球。在短时间内

41

传达出研究的核心观点和背景，让读者有兴趣继续读下去。

简单来说，就是要有"钩子"。在写作中，"钩子"是一个能够立即吸引读者注意力的元素，让他们渴望了解更多。比如，一个引人入胜的故事、一个详细精准的统计数据、一个悬而未决的问题，甚至是一个让人意想不到的观点。

2. 奠定研究基础

"知古不知今，谓之陆沉；知今不知古，谓之盲瞽。"在学术领域中，每项研究都是历史与现今的桥梁，既非无根之木，亦非无源之水。任何研究都不是凭空产生的，都是基于一定的背景和现实需求。这就要求我们精心搜集并分析相关领域的文献、数据与研究报告，比如护理领域的既有成就、主流思潮、前沿技术及实践应用的全貌等。

地图虽详，仍有未探之地。在充分把握现状的基础上，我们还需要敏锐地识别出领域内尚未解决的关键问题或未解之谜。这些问题可能是理论上的空白、技术上的瓶颈或是实践应用中的挑战。明确研究的核心问题，可以帮助我们界定研究的范围和目标，确保研究工作既专注又高效。例如，在护理领域，问题可能聚焦于如何提升老年患者的护理质量、减轻护士工作负担、优化护理流程以提高患者满意度等紧迫议题。

一旦核心问题被锁定，紧接着就是要突出研究的必要性和紧迫性。这就需要我们深入剖析研究问题对护理服务质量、患者健康状况、医疗成本乃至社会福祉的潜在影响，并阐述通过解决这些问题可能带来的正向转变，例如提升患者满意度、减轻医护人员压力、优化医疗资源利用等。为了增强论述的说服力，我们需要引用最新的护理研究数据、实际案例或权威报告，让读者深刻感受到所研究问题的严重性及开展相关研究的重要性。

3. 明确研究导向

在前言中，我们需要清楚地解释为什么选择这个特定课题，以及期望通过研究达成什么样的目标。

研究目标是研究项目的灵魂，是驱动整个研究过程的核心动力，也是在前言部分必须清晰、准确地向读者传达的首要信息。一个明确且具体的研究目标，能够帮助读者理解研究的意义和价值。例如，我们可以阐述研究的目标是开发一套新的护理干预措施，以减少术后并发症的发生等。

清晰的研究目标，能够指导我们每一步的研究设计、数据收集与分析工作，确保研究方法的选择、实验设计的合理性及数据分析的针对性，都是围绕着解答研究问题、实现研究目标而进行的。

4. 精准定位受众

谁是你希望触及的主要读者？他们的兴趣和需求是什么？这就体现了一个关键词——量身定制。

在学术研究、市场报告、产品设计或任何形式的信息传递中，"量身定制"这一理念是一种深度理解并尊重目标读者群体的体现。不同的读者群体，由于家庭背景、教育水平、专业、兴趣，甚至年龄、性别等因素的差异，对于同一份研究材料会有截然不同的期望和需求。

5. 构建逻辑纽带

"逻辑是思想的秩序"，特别是在论文的前言部分，逻辑的运用更重要，它直接连接着读者与研究的核心内容。

前言的首要任务就是要吸引读者的注意力并引导他们深入了解研究课题。为了实现这个目标，就要遵循逻辑来构建内容。这就是说，我们需要以一种自然的方式，引出研究的主题，解释这个问题值得研究的原因，以及阐明研究将如何展开。通过这样的逻辑铺垫，读者能更容易地跟随我们的思路，对研究的背景和目的有清晰的认识。例如，在描述研究背景时，可以按照时间顺序或问题的复杂性逐步展开，让读者能顺畅地理解研究的脉络。确保前言部分具有逻辑连贯性，这样才能为后续章节的展开提供框架支持。

6. 强化研究信度

"证据说话"强调的是以事实为依据，用确凿的证据来支撑论点，增强研究的说服力。在前言部分，这直接关系到读者对研究的第一印象和对后续内容的接受程度。

引用权威数据是"证据说话"的重要方式。在学术领域，权威数据通常来自知名的研究机构、政府机构或国际组织，它们经过严格的收集、分析和验证，具有较高的可信度和说服力。在前言中恰当地引用这些数据，可以提升研究的权威性和可信度，使读者对后续内容产生更大的兴趣。

理论证据和实践证据是"证据说话"中的两大核心。学术研究往往建立在一定的理论基础之上，通过引用相关领域的经典理论或最新研究成果，为研究提供坚实的理论支撑。实践是检验真理的唯一标准，尤其是在护理领域，通过引用实际案例、实验结果或调查数据等实践证据，可以直观地展示研究的可行性和应用价值，能够让读者更直观地感受到研究的实际意义，增强对研究内容的认同感和信任度。

4.1.2　前言的结构与要素

经过对大多数类型的学术论文前言部分的分析，可以发现，前言应包含5个核心结构（图4-1）：研究背景与现状、研究问题或假设、研究对象和范围、研究的价值与意义、研究方法与设计。这5个核心结构相辅相成，共同构建了前言部分的整体框架，使论文具备逻辑性、连贯性和说服力。

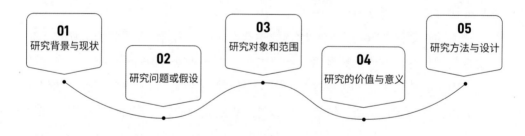

图 4-1　前言的 5 个核心结构

这些核心结构之间有着紧密的逻辑关系：

研究背景与现状提供了研究的起点和动机，为研究问题或假设奠定了基础；

研究问题或假设基于研究背景而产生，是具体要探讨的核心问题，它为后续确定研究对象和范围提供了方向；

研究对象和范围明确了研究的具体聚焦点，为读者提供了研究的适用范围，确保研究的问题和假设具有现实针对性；

研究的价值与意义和研究问题紧密联系，进一步解释为什么解决这些问题是有价值的，论证研究的必要性和重要性；

研究方法与设计依托研究问题和研究对象，展示如何进行研究以获得可靠的结果，确保研究过程的科学性和可重复性。

针对前言的5个核心结构，我们逐一来进行解读。

1. 研究背景与现状

在前言写作中，我们常常面临选择：如何通过背景引导读者，让他们真正理解并关注研究本身？通过实践和反思，我们发现，较好的背景与现状的呈现方式能提高读者对研究的接受度，并引导他们重新思考已知的护理问题。我们来探讨几种常见的研究背景类型，并思考它们如何应用在研究中。

（1）问题导向型　特别适合那些直接面对临床问题的研究。在写作中可以着重突出当前临床护理中的难题，例如某些护理措施效果不佳或存在明显的护理缺口；患者依从性差、护理干预效果有限等。可以通过列举具体数据或真实案例的方式，直观地展示问题的严重性。这样做的目的是引导读者思考：为什么这个问题依然存在？这就激发了他们的兴趣，让他们想知道研究是如何提供新的解决方案的，引导读者意识到，某些长期存在的问题，可能正是我们忽视或未能有效解决的核心。

（2）理论导向型　适用于需要依赖理论模型的研究。如果研究是基于特定的理论或模型，那么就需要解释为什么这个理论是有意义的。可以通过回顾并展示某种理论的演变过程，说明它如何应用于护理领域，在当前护理实践中的作用是什么，它解决了哪些问题，又存在哪些局限。通过这种方式，能够引导读者思考，甚至质疑他们已有的理论认知，这样就可以更好地理解研究的价值。

（3）证据导向型　让我们有机会回顾已有的文献和实证研究，展示现有证据的局限性或不一致性，让读者意识到某些研究结论的片面性：现有的证据足够了吗？现有的研究是否忽略了重要的变量？这样做可以鼓励读者对已接受的研究成果保持批判性的思考态度，并期待新的研究能为这个领域带来新的见解。

（4）政策导向型　非常适合那些与护理政策或指南相关的研究。比如直接引用政策文件、法规或指南的要求，解释这些政策对护理实践的影响。这种方法能够为研究提供现实背景，直接与实际政策挂钩，展示研究的应用价值，并促使读者反思：这些政策目标是否真正得到了实现？通过探讨政策与实践之间的差距，展示出新的研究能如何弥补这种差距，为读者提供实践层面的启示。

（5）流行病学导向型　最适合对特定疾病或健康问题的研究，通过提供发病率、患病率等流行病学数据，帮助读者理解为什么某个问题值得关注，思考某一健康问题是否在他们的工作领域中被忽视了。比如，疾病的发病率和死亡率如何影响我们的日常护理实践？这些数据背后反映了什么样的护理需求等。

（6）历史导向型　从历史发展的视角来看待护理问题，了解某一研究领域的发展历程。通过描述某个护理问题或研究领域的发展，引导读者认识到这些问题不是一朝一夕形成的，而是有历史根源和发展脉络的。能激发读者对过去研究成果的重新思考，例如，当前的护理实践是否延续了过去的某些问题？是否需要新的方法来改善现状？

（7）实践导向型　适合直接从护理实践中提炼问题的研究，强调在护理工作中的实践经验和现状，展示如何通过研究来改进实际工作。例如分享临床实践中的具体案例，讨论当前的护理策略如何影响患者的健康结果。

前言中的研究背景撰写通常不是局限于一种类型，而是多种类型的融合，目的就是为了更全面、更立体地呈现研究的必要性和重要性，我们来看以下案例。

在《预防成人经口气管插管非计划性拔管集束化护理策略应用效果的持续追踪与评价》一文中的研究背景这样描述：

"气管插管非计划性拔管（unplanned endotracheal extubation, UEE）作为有创机械通气较常见的不良事件之一，一旦发生可引起吸入性肺炎、支气管痉挛、呼吸衰竭、心律失常等多种严重并发症，同时可使ICU（重症监护病房）患者住院天数延长至（13.28±3.92）天，再插管率为44.5%，病死率增加29.6%。"

这部分内容描述了UEE作为一种常见的不良事件及对患者健康的严重负面影响，强调了问题的严重性和紧迫性，直接切入实际临床问题。这属于问题导向型研究背景，因为它着重于揭示当前临床实践中存在的关键问题，凸显了研究的必要性。

"《2017年国家医疗服务与质量安全报告》数据显示，据2016年全国633家三级甲等综合医院上报的护理质量指标原始数据统计，UEE发生率中位数为

0.29‰，仅次于胃肠管非计划性拔管发生率，位居4类管路第二。天津市2016年、2017年UEE发生率中位数分别为0.016‰和0.082‰，呈上升趋势。"

这里引用了国家级和地方级的流行病学数据，说明了UEE在全国范围内及天津市范围内的发生率和变化趋势。这些数据表明问题的普遍性和趋势，属于流行病学导向型研究背景，通过统计数据描述了某种现象的流行情况，强调了问题在不同区域或群体中的严重性和普遍性。

"2016版预防成人经口气管插管非计划性拔管集束化护理策略（以下简称"策略"），由天津市护理质量控制中心制定，目的是保障患者安全，规范护理行为，做到同质化。由于制定时间较早，且近年来随着医疗、护理行业的发展，2016版策略亟须更新内容、进一步完善表述，以提高其临床执行率。"

这段内容介绍了现有的护理策略及制定的背景，强调"策略"因"制定时间较早"而需要更新的现状，属于政策导向型研究背景，直接涉及现行护理策略的规范性要求和更新的必要性，说明了该策略需要随着行业的发展进行改进，以提高执行效果。

2. 研究问题或假设

在护理论文的写作中，我们面临一个重要的挑战：如何有效地提出研究问题或假设。

研究问题或假设是整个研究的核心，以下是几种常见的研究问题或假设类型，看看它们具有什么特点，又该如何更好地将这些类型应用到研究中。

（1）描述型研究问题或假设　当我们还不够了解某个护理现象或问题时，描述型研究问题或假设能帮助我们找到一个起点。这种类型的研究关注现象的特征、模式或分布，能深入了解问题的本质。例如，你可能会问"在某特定人群中，护理疲劳的发生率有多高"，或者假设"大多数护理人员在夜班工作期间会经历显著的工作疲劳"。这些问题帮助我们从基本事实出发，为进一步的研究打下基础。描述性研究并不是要解决问题，而是要描绘出问题的全貌。

（2）比较型研究问题或假设　有时候，我们需要比较不同的护理方法或群体之间的差异，比如，"A护理干预和B护理干预在降低患者术后疼痛方面是否有差异"，或者假设"采用多模式干预组比常规干预组在术后疼痛控制方面的效果更显著"。这样的研究问题可以为我们提供清晰的比较框架。

（3）因果型研究问题或假设　如果我们希望了解某一护理干预对结果的直接影响，因果型研究问题或假设非常适合。这种类型的问题解答"某护理干预能否有效降低高血压患者的住院率？"，或者假设"实施某种护理干预将显著降低重症患者的感染率"。这些问题直接聚焦于某种因素对结果的作用或影响。如果你正在寻找一种新的护理干预方法，想要证明它的有效性，就可以设立因果型问题或假设。

（4）关系型研究问题或假设　在很多情况下，我们需要探讨变量之间的关联，而不是直接的因果关系。关系型研究问题或假设适合用来探索这些联系，比如，"护士的工作满意度与患者的满意度是否相关？"，或者假设"护理人员的压力水平与工作表现呈负相关"。这些问题可以揭示影响护理质量的潜在因素，帮助我们更好地理解护理过程的复杂性。

（5）预测型研究问题或假设　当我们希望预测某种护理结果时，可以采用预测型研究问题或假设，例如，"使用某种评估工具能否预测术后并发症的发生率"，或者"根据患者的生活方式数据，可以准确预测其慢性病的发生风险"。这样的研究提供了预测未来情况的方法和工具。可能你在护理工作中已经积累了大量数据，是否可以用这些数据来建立一个预测模型呢？

（6）过程型研究问题或假设　如果你正在思考如何优化护理过程或方法，可以采用过程型研究问题或假设，比如，"如何有效实施社区糖尿病患者的护理干预计划"，或者假设"集成护理管理模型的实施将提高患者的自我管理能力"。这些问题关注护理的具体操作和实施细节。

（7）评估型研究问题或假设　当我们想要评估某个护理措施或计划的效果时，评估型研究问题或假设就能够帮助我们，比如，"护理教育项目对新护士临床能力的影响如何"，或者假设"密集护理干预将显著提高住院老年患者的生活质量"。这些问题的目标是明确某种措施的有效性，提供实际的证据支持。

研究问题或假设不是一个简单的陈述，它们是研究的核心，是我们在护理领域发声的起点。

> **案例：**
>
> "然而多数卒中后疲劳患者自觉症状不明显，对此并发症的严重性、自我管理行为的重要性认识不足；医护人员缺乏筛查评估卒中后疲劳的意识，现有的卒中后疲劳管理方案虽注重行为改变，但忽视了患者行为改变后的长期维持。"
>
> "如何更好地促进卒中后疲劳患者启动自我管理并长期坚持，成为一项亟待解决的问题。"

这篇文章中的研究问题集中在当前卒中后疲劳管理的不足之处，尤其是患者对症状的认识不足、医护人员的筛查和评估意识欠缺，以及现有管理方案缺乏长期行为维持的考虑。隐含的研究假设是，基于多理论模型的行为改变方案可以更好地促进卒中后疲劳患者的自我管理，并且能够长期维持这种管理行为。

3. 研究对象和范围

研究对象在前言中起到非常关键的作用。通过清晰地界定研究所针对的特定人群、现象或问题（研究对象），清楚解释为什么选择它们，这样能让我们迅速抓住研究的重点。

当描述研究对象时，除了提供背景信息，更是在引导读者思考研究的重要性和现实意义。如果选择了一个特定的群体或现象作为研究对象，就要突出这个选择的价值，说明它在解决某个独特挑战或需求方面的意义。

描述研究对象和范围是为了确保研究问题和研究方法之间有清晰的联系。为了增强说服力，我们可以使用具体的数据和事实来支持研究对象的选择。比如引用流行病学数据、统计信息或现有的研究结果，展示为何这些对象是符合研究目标和动机的。

4. 研究的价值与意义

研究的价值和意义能够帮助读者理解为什么这项研究值得关注。让我们一起通过几个步骤来梳理如何表述这一部分内容。

（1）回顾已有研究进展 首先需要回顾已有的研究成果。我们需要展示对现有研究的了解和认可，说明这些研究如何推动对问题的认识和理解。在这里，你需要承认已有研究的重要性，"承认"并不是在降低自己的研究价值，而是在为研究奠定坚实的基础，表达对学术积累的尊重。这样做能让读者看到你对相关领域的熟悉程度，帮助读者建立对新研究的信任，让他们看到，我们的研究不是孤立的，而是基于广泛的学术背景的。

（2）揭示研究空白或局限　接下来，我们需要揭示当前研究的空白或局限。你可以直接指出当前研究在方法、理论、样本选择等方面可能存在的一些不足或未解决的地方。这不是对已有研究的否定，而是一个机会，引导读者去思考为什么需要更进一步的研究。例如"是否有一些特定的群体还未被充分关注""某些护理干预措施是否在实际应用中存在局限"等。

（3）突出本研究的创新价值　最后，要突出新的研究将如何弥补这些空白，体现出独特的创新价值。让读者感受到研究的潜力，感受到新的研究是如何为学术界或实际应用带来新的见解和改进的。

整个过程中的每一步，都在与读者建立一种对话。我们承认已有的成就，引导他们看到现有研究中的不足，最后展示新的可能性。这是在向读者传递信息，还能引导他们思考研究的意义，激发他们的兴趣和认同感。

5. 研究方法与设计

前言中的研究方法与设计部分简述了研究是如何被设计和实施的。尽管详细的研究方法和设计通常在论文的后续章节中展开，但前言部分的简短描述，对于引导读者理解研究的整体架构和逻辑链条非常重要。

如何理解前言中的研究方法与设计？

（1）研究方法　研究方法指的是研究过程中使用的具体技术、工具和策略，在前言中，关于研究方法的描述不需要过于详细，可以用几句话概括主要的研究方法，如数据收集方法（问卷调查、访谈等）、数据分析技术（统计分析等）。研究方法的选择直接影响研究的可靠性和有效性。

在前言中提及研究方法，目的是让读者对研究的技术路线有初步的了解，并理解为什么选择这些特定的方法来解决研究问题。

（2）研究设计　研究设计是研究的总体规划和策略，涉及如何组织和安排研究，比如解释这些设计方案如何适应研究问题或目标，如何提供最有效、最可靠的数据和结果。通常包括研究的类型（如实验性、观察性、描述性等）、样本的选择、变量的控制、时间安排、研究环境等。

如果研究设计方案有新的或独特的方面，应在前言中简要提及，强调这些新颖之处如何帮助我们更好地回答研究问题或弥补已有研究的不足。

在前言中提到研究设计，可以帮助读者了解研究框架是如何构建的，它提供了什么样的结构性框架来确保研究结果的可信度。

> **案例：**
> "本研究以泌乳生理为理论基础，将泌乳期与剖宫产产妇的住院时间及特点相结合，制订并实施基于互联网+全程母乳喂养支持的护理干预方案。"

这篇文献的前言部分简要描述了研究方法与设计，提到以泌乳生理为理论基础，制订了结合剖宫产产妇的住院时间及特点的互联网+母乳喂养支持方案。暗示了研究方法的框架，包括理论基础、目标人群和实施方法，但没有详细说明具体的步骤和技术方法，更多细节会在论文的后续部分展开。

4.2 AI 前言写作 CDIM 模型：核心拆解提问法

撰写学术论文的前言部分，需要在有限的篇幅内有效传达研究的背景、意义及独特的贡献。在AI技术的助力下，我们该如何清晰地表达研究主题、合理地构建研究框架，以及如何充分地展示研究价值呢？今天，我们提出了CDIM模型，这是一种系统的写作方法，帮助护理研究者明确思路、构建学术论述框架。

本章将深入解析CDIM模型的每一个核心步骤，结合实际案例，通过"核心拆解提问法"，阐明研究背景，识别研究中的关键缺口，明确研究的具体目标和意图，并最终有效地传达研究的意义和价值。

4.2.1 AI拆解模型背景：核心期刊前言结构

什么是CDIM模型？

CDIM模型（Context-Deficit-Intent-Meaning Model）由背景、缺口、意图、意义四个部分构成，是我们用来构建研究框架和组织研究论点的工具。CDIM模型提供了清晰的路径和系统化的方法，帮助我们在学术写作或研究规划中更有效地表达观点和意图，清晰地描述研究背景、识别现有研究中的缺口，明确研究目标，清楚地阐明你的研究在理论和实际中的重要性。

CDIM模型适用于多种研究类型，包括理论研究、实证研究、探索性研究和应用研究等。通过模型的这四个步骤——背景情境（Context）、研究缺口（Deficit）、研究意图（Intent）和研究意义（Meaning）——提供全面、有条理的框架，展示论证路径和研究思路（图4-2）。

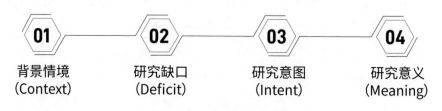

图 4-2　CDIM 模型步骤

1. 背景情境：定位研究起点

我们经常在研究的开始阶段感到迷茫，面对一个复杂的主题，不知道该从哪里着手。背景情境（Context）就是在这种情况下提供方向的，这是进行任何研究的第一步。它要求我们要了解研究主题本身，深入分析所处的环境，审视研究的理论基础、历史发展、当前的研究状况以及实践中的应用等。需要清晰地展示研究的基本环境和现有条件，为下一步的研究缺口和研究意图提供基础。

在这个过程中，我们关注的不只是静止的、过去的状况，背景情境是动态的，它会随着时间推移、技术进步、社会变化而不断发展。这就是整个研究领域的动态发展，我们称之为动态背景分析（dynamic context analysis）。

什么是动态背景分析？

动态背景分析的核心思想：不要把研究背景看作不变的框架，不能只看到现在的事实和数据，还要考虑这些因素在未来可能会发生的变化。这种方法尤其适用于那些快速发展的研究领域，比如人工智能、护理科学等。在这些领域，知识和技术每天都在更新，政策和社会期望也在不断变化。如果我们仅依赖于已有的文献和数据，很可能会忽略这些变化对我们研究的重要影响。

举个例子，老年护理已经成为一个全球性的关注焦点，特别是在应对老龄化社会的挑战时。如果你正在研究老年护理策略，那么除了要考虑现有的护理模式，还需要考虑医疗技术的发展（如远程医疗和监测设备）、老年人生活方式的变化（如独居老年人增加）以及护理政策的更新（如新的长期护理保险制度）等。在进行老年护理研究时，动态背景分析的应用可以帮助我们更好地理解这些变化。

应用背景情境的核心要素

为什么要花这么多时间和精力去分析背景情境？原因很简单，如果对研究的起点不了解，就无法明确研究的方向。背景情境分析为研究提供了基础，让我们能清楚地知道为什么要做这项研究、现有的研究已经做到了哪一步、还存在哪些未解决的问题。

通过清晰的背景情境分析，能避免重复别人的工作，找到新的研究切入点，还能向读者和同行清楚地传达研究动机和价值。

我们在进行背景情境分析时，有几个核心要素是需要关注的。

（1）理论框架的深入解读　任何研究都源自某些既定的理论，背景情境分析的第一要素是对研究主题的理论基础进行回顾和综述。我们要做的不只是对已有理论的简单罗列，更重要的是分析这些理论如何为研究提供支持和框架。

当我们分析理论时，还要考虑这些理论在不同学术背景下的发展过程。任何理论都是在实践和研究中不断演变的，在回顾这些理论的历史发展过程中，要思考它们是如何演变到今天的形式，是否有新的研究结果对这些理论提出了挑战或补充。例如，在探讨患者教育干预的有效性时，可能会回顾相关的行为改变理论及这些理论在不同护理情境下的应用与发展。

（2）探寻研究发展的历史脉络　没有任何研究是孤立存在的，任何研究都有发展历程。在背景情境中需要对研究主题的历史发展进行概述，包括在学术研究或实践中的主要变革和进展。我们需要深入了解这些背景，并分析它们对研究主题的影响，要了解是什么推动了这些研究的发展。

以"老年护理中的跌倒预防策略"为例。在过去的几十年里，随着老龄化社会的到来，护理领域发生了显著变化。从最初的家庭护理到现在的技术辅助护理，我们回顾历史上不同的预防策略（如环境改造、药物调整、平衡训练等）的发展历程，随着社会需求、政策的变化、科技进步等因素推动了护理策略的转变。

如果能把这些变化融入研究背景中，就会发现自己有了更加丰富的视角，能更好地解释为什么当前的研究是必要的。

（3）当前研究的现状与挑战　这部分更关注现有的研究成果和当前的研究趋势。有时候我们总是在已有的研究基础上进行探索，但这些研究并不完美。如何通过分析现有研究的局限性，找到新的研究方向，来展示当前领域的发展水平和主要争议点呢？比如，在慢性病管理的护理研究中，很多研究已经探讨了如何提高患者的依从性、改善健康结局等问题，但可能在实际临床应用中仍然存在着挑战。这就需要深入分析这些研究成果，思考它们的局限性在哪里，哪些问题还没有被充分解决。

很多时候，我们容易陷入已有文献的局限性中，接受现有的观点而不进行进一步思考。我们需要敢于质疑现有的研究，挑战已有的结论。这种挑战并不意味着要全盘否定，而是要深入思考这些研究是否有改进的空间，是否有新的方法可以验证不同的假设。通过这样的思考和分析，就能找到新的研究机会。

（4）从理论到实践的现实影响　我们做的研究，最终都要落到实际应用上，那么现有的研究成果在现实中的应用情况如何？它们是否真的有效？在实际应用中，存在哪些问题？通过对实践应用的深入分析，就可以更加清楚地知道自己的研究将会有什么样的实际价值。例如，老年护理中的跌倒预防措施已经有很多研究成果，但这些措施在实际应用中是否能够真正减少跌倒事件的发生？如果没有，原因是什么？通过对这些问题的反思，就能更清楚地设定研究目标，设计更有效的干预措施。

"背景为基，理论为根"，我们在进行背景情境分析时，通过深入理解理论基础、分析历史发展、梳理当前研究状况和探讨实践应用，就可以构建更加全面的研究背景。

2. 研究缺口：识别未探索领域

在研究过程中，经常会遇到一个重要的问题：如何找到研究中尚未被解决的关键点。这些关键点就是研究缺口（Deficit）。

识别研究缺口可以证明现有研究存在不足，也为新的研究提供明确的方向和合理性。

研究缺口的本质是识别出那些现有研究未能深入探讨或尚未触及的方面。这就要求我们要对已有文献进行细致的分析，还要找到现有成果中的不足，并有意识地去扩展这些尚未解答的问题。

进阶知识鸿沟

在这里我想提出一个概念——进阶知识鸿沟（advanced knowledge gap），这是在对研究缺口理解的基础上，希望能够进一步识别出跨学科或多层次的知识空白而提出的。你可能会问，为什么需要提出这样的概念？其实在很多复杂的问题研究中，单一学科的研究可能只涵盖了一部分内容，很多其他相关的方面并没有被深入研究。我们需要从不同的学科视角去审视问题，找到那些可能被忽略的层面，这就是多学科协作。

举个例子，假如你正在研究"慢性疾病管理中的护理干预效果"。那么单从护理学的角度，可能已经找到了现有文献中的某些研究缺口，比如特定护理方法对某类患者群体的效果不明显。但如果你从社会学的角度引入文化背景、从心理学的角度探讨患者的行为改变动机，再从信息技术的角度引入智能健康管理工具，就会发现，原本看似解决不了的护理问题，实际上可以通过跨学科的合作得到更全面的解决。

认知差距

为什么同样的问题在不同的背景下会有不同的研究结论？为什么某些问题可能没有得到解答？在解释研究缺口时，不同人群、地区或学科之间对同一问题的认知存在差异，导致了知识获取的差距，这就是认知差距（cognitive gap）。

比如，在跨文化护理研究中，不同文化背景下的人群对同样的护理干预措施可能有不同的接受程度。这种差距可能没有在现有的护理研究中得到充分的讨论。当我们通过分析识别出这种认知差距后，你可能就发现了新的研究方向。

如何将研究缺口融入研究设计

每一项研究都有独特的价值，这个价值通常来源于对研究缺口的填补。识别研究缺口是发现问题的过程，也是为解决这些问题提供实际路径的机会。

研究中的知识缺口一旦被识别出来，下一步就是将这些缺口有效地融入研究设计中。但如何将这些缺口有效融入我们的研究设计中呢？关键就在于，每个研究环节都要围绕这些问题展开，确保研究设计和过程能回应所发现的缺口。

假设你正在研究基于人工智能的护理技术在慢性病管理中的应用。现有的研究大多集中在人工智能工具如何通过监测、数据分析和诊断辅助来提升护理效率，但你发现还有尚未充分研究的领域：护理人员与人工智能工具之间的交互行为。当前的研究忽略了护理人员如何接受和使用这些技术，以及这种人机交互如何影响护理的最终效果。

这个研究缺口提供了创新的研究机会。我们可以提出新的研究问题：护理人员对人工智能工具的适应度如何影响慢性病患者的健康结局。然后，再设计一个实验或长期的观察性研究，跟踪不同护理团队如何与AI工具互动，如何逐步适应这些新技术，并最终考察这种适应度对患者健康管理结果的影响。

在这个过程中，就要不断提醒自己：这项研究是否真正解决了这些缺口？研究设计是否能够回答提出的问题？只有将研究缺口融入整个研究流程中，才能确保研究具有足够的深度和广度。

3. 研究意图：明确研究目标

简单来说，研究意图（Intent）就是希望通过研究回答哪些问题，检验哪些假设，或者探索哪些概念。如果这部分没有清晰的定义，那么整个研究过程就会失去方向。

在研究过程中，需要告诉自己和读者，这项研究到底要做什么、希望达成什么目标。

SMART目标设定理论

我们可以借助SMART目标设定理论，来设定更加具体和清晰的研究意图。SMART是指specific（具体）、measurable（可衡量）、achievable（可实现）、relevant（相关）、time-bound（时间限制）。这五个要素能够有效地帮助你设定明确的研究目标，避免模糊不清的方向。

具体（specific）：研究意图需要清晰地表述想要研究的内容。例如，假设研究方向是"在护理领域研究人工智能工具在慢性病管理中的应用"，那具体目标就可以是"探讨护理人员如何适应人工智能工具，并分析其对患者护理效果的影响"。通过这种方式，就可以将研究目标精准化，让自己和读者都清楚要解决的是什么问题。

可衡量（measurable）：研究意图必须具备可衡量性。例如，假设你的研究目标是"提高护理人员使用人工智能技术的依从性"，就需要明确依从性提高的具体指标，比如提高了百分之多少，或者通过哪些行为或效果表现出来。

可实现（achievable）：研究目标必须是现实可行的。很多时候，我们容易设定过于理想化的目标，这可能会导致研究的失败或最终无法达成的结果。例如，如果打算在全国范围内对护理人员进行大规模调查，这可能超出你的能力范围。可实现的目标是那些在有限的条件下可以完成的，比如现有的资源、时间、人力和技术都能够支持你的目标，这样的研究才更具有可操作性。

相关（relevant）：研究目标还必须与研究缺口和实际需求相关。比如这个目标是否具有实际意义？它能为理论发展或现实问题的解决作出贡献吗？在设定研究目标时，必须确保自己的研究意图与当前领域中的知识空白或实际问题紧密相关，这样的研究才有价值。

时间限制（time-bound）：没有时间限制的研究目标会失去紧迫感，研究的效率也会大大降低。比如，可以设定在3个月内完成文献综述，6个月内完成数据收集，一年内完成分析和撰写。这样就能在研究的每个阶段有条不紊地推进，确保研究能按时完成。

研究意图和研究缺口是紧密联系的。在研究缺口中识别出了当前研究中的不足，研究意图就是用来弥补这些不足的。

4. 研究意义：突出研究价值

研究的最后一步，是要明确它的意义（Meaning）。我们在完成一项研究时，不能仅停留在回答了某个问题或填补了某个知识空白的层面。还需要思考，这项研究到底会对学术界、政策制定者、实践者以及社会本身产生怎样的影响。这就是研究意义的核心。

我们通常将研究意义分为理论意义和实践意义两个部分。理论意义强调的是在现有的理论体系中作出的贡献，是否扩展、修正或挑战了某些理论框架。例如，假设在护理教育研究中，探讨了在线学习环境下学生动机维持的策略，并基于实证数据提出了新的动机激发模型。这个模型整合了现有文献中关于学习动机的多种理论，如自我决定论、社会认知理论等，还创新性地引入了技术接受度作为影响动机的重要因素，这就是理论意义。

而实践意义，更关注研究是如何在现实生活中得到应用、如何为实际问题提供解决方案的。例如，研究成果能否改善护理实践？是否能够优化患者的护理效果？如果研究的方向是如何通过技术来提升护理人员的效率，那么实践意义可能体现在提升护理质量、减轻护理人员负担以及为患者带来更好的健康结局上，这就是实践意义。

在陈述研究意义时，要明确理论和实践上的贡献，要具备说服力。可以通过以下几个方面来增强研究意义的说服力。

（1）为未来的研究提供新的方向　思考一下，研究是否为后续研究者提供了新的路径。例如，你提出了新的模型，其他学者可能会基于此研究进行验证、扩展或将其应用到不同的情境中。

（2）为政策制定者提供依据　比如，随着老龄化的加剧，老年护理中人力资源配置的问题会越来越得到关注，你是否能提出优化人力资源配置的政策建议，如增加老年护理专项基金、提高护士薪酬和福利待遇以吸引更多护士从事老年护理工作等。这些建议都会为政策制定者提供依据，推动老年护理政策的完善和优化。这就是非常实际的应用价值。

（3）为实践中的从业者提供新方法　比如，在护理教育方面，王护士探索基于虚拟现实技术的护理技能培训方法，发现这种方法在提高护士操作技能、增强应对突发事件能力方面具有显著效果，就提出了将虚拟现实技术融入护理教育课程的具体方案，包括培训内容设计、实施步骤和评估标准等。这对于护理教育实践者来说，就是一种创新教学方法，是一种新的能量。

（4）为社会带来实际影响　比如，某项研究可能改善了某些群体的生活质量，或解决了社会中的某个实际问题。这种社会影响就体现在直接的政策或技术应用上，体现在改变人们的观念或者行为上。

举例：你一直探索聚焦于慢性病患者居家护理的问题，并开发了一款智能护理APP（移动设备应用软件），实现了对患者健康状况的远程监测和个性化护理建议。这款APP能提高慢性病患者的自我管理能力，减轻家庭照护者的负担，对提升患者生活质量、缓解医疗资源紧张等社会问题产生了积极影响。

> **总结：**
>
> 　CDIM模型通过清晰定位研究起点，准确识别知识空缺，明确目标方向，展现实际价值，让研究填补理论缺口，推动实践突破。

4.2.2　模型拆解与应用：AI辅助前言初稿

在论文前言撰写步骤中，如何使用CDIM模型呢？

第一步：文献检索

在使用之前，第一步要先确定与研究选题紧密相关的高质量文献，这是撰写过程的基石。这个步骤包括全面检索和评估相关领域的期刊文章、总结报告及其他学术出版物。特别是那些经过同行评审的期刊文章，因为这些期刊文章的研究方法、研究结果的严谨性通常更受学术界的认可。

下面的模型拆解及应用以选题方向以"跌倒预防教育与老年患者自我效能"为例。

在此选题方向背景下，我们找到了以下几篇核心期刊，这些文献是前言撰写的重要参考资源：

①《预防老年病人跌倒并减少跌倒损伤的循证护理实践》；

②《南通市体位性低血压老年患者防跌倒健康教育干预性研究》；

③《基于患者参与框架的住院老年患者跌倒预防干预策略的实施》。

第二步：AI大模型的文献学习

在筛选出相关的高质量文献后，下一步是利用AI大模型进行深入学习。通过输入这些文献的关键信息和数据，AI可以帮助我们分析并整合这些资料，从而在研究的前言中精确地阐述研究的背景。这种方法特别适合处理大量数据和复杂的研究情景，AI大模型通过高级算法，能够识别和概括出核心的研究趋势和知识缺口。

提问

　我是一名临床护理科研人员，正在撰写关于"跌倒预防教育与老年患者自我效能"方向的论文前言部分，以下是我找到的几篇与之相近的文章及前言。

　　前言内容（略）

> 请你学习上述前言内容，学习完成后，回复完成。

AI回答

> 完成。

这时候，AI完成了核心期刊前言内容的学习，在AI的大脑中已经对这三篇前言资料有了记忆，在后续提问时可以直接调用。

第三步：依据CDIM模型撰写前言

在AI大模型学习了三篇前言之后，接下来我们将利用CDIM模型进行研究背景的详细分析。在这一步骤中，需要采取明确的提问策略，以确保AI能深入理解研究的核心背景和相关问题。这个过程涉及对已有研究情况的详尽梳理，分析现有数据与研究成果，以及确定研究中可能遇到的关键问题和挑战。

案例第一步——研究背景（Context）

提问1（背景描述）

> 我是一名护理科研人员，专业是护理学，我的研究方向是"跌倒预防教育与老年患者自我效能"，你是一名发表了上百篇顶刊护理论文的学术专家，请您对我进行指导，请详细描述"跌倒预防教育与老年患者自我效能"在老年健康管理领域的背景、历史发展和当前状况。如何评价其在老年健康预防和管理中的重要性和趋势？

AI回答

> "跌倒预防教育与老年患者自我效能"是一个在老年健康管理领域中日益受到重视的研究方向。这个领域关注的核心是通过教育和培训提高老年人对跌倒风险的认识及其预防跌倒的能力，从而增强他们的自我效能，即个体对自身能够成功执行某项任务以达到预期结果的信心。
>
> **背景与历史发展**
> 随着全球人口老龄化的加速，老年人的健康问题逐渐成为社会关注的重点。跌倒是老年人常见的公共健康问题之一，它不仅可能导致身体伤害，如骨折和头部损伤，还可能引起老年人对跌倒的恐惧，从而影响其日常生活质量和

独立性。跌倒的发生与多种因素有关，包括肌肉力量减退、平衡能力下降、慢性健康状况以及环境因素等。

20世纪末至21世纪初，随着健康教育和预防医学的发展，越来越多的研究开始关注如何通过教育干预提高老年人的自我效能，以预防跌倒。研究显示，具备高自我效能的老年人更可能参与跌倒预防活动，如定期进行平衡和力量训练、改善家居环境等，并因此降低跌倒风险。

当前状况

目前，跌倒预防教育包括多种形式，如面对面教育、小组讨论、视频教育和使用信息技术等手段进行远程教育等。此外，随着智能技术的发展，一些研究也开始探索使用智能穿戴设备和移动应用来监测老年人的活动和行为，以实时提醒和降低跌倒风险。

重要性与趋势

跌倒预防教育对于改善老年人的生活质量具有重要意义。通过提高老年人对风险的认识和自我效能，不仅可以减少跌倒事件，还可以减轻由跌倒引起的医疗负担，改善老年人的社会参与感和心理健康状况。未来，这一领域的发展趋势可能会更多地融合跨学科的研究方法，如心理学、运动科学和信息技术等，以设计出更有效的教育干预策略。

总之，跌倒预防教育与老年患者自我效能的提高是老年健康管理中的一个关键方面，它对促进老年人的独立生活、提高生活质量具有深远的影响。随着技术的发展和研究的深入，未来这一领域将可能带来更多创新和有效的解决方案。

这是AI对背景描述的分析，可是有了这些还不够，还需要了解有哪些关键的理论框架和研究成果，以及这些是如何支持我们的研究方向的、为什么这个研究是有必要的。为了理清这个思路，该如何去追问呢？

追问+1

请问哪些关键的理论框架和研究成果已经在老年健康管理领域中建立，它们如何支持对"跌倒预防教育与老年患者自我效能"的理解和研究？在老年健康管理领域中，"跌倒预防教育与老年患者自我效能"为何被视为一个关键且必要的研究方向？它与哪些更广泛的社会或科学问题相关联？

AI回答

在老年健康管理领域中，对"跌倒预防教育与老年患者自我效能"的研究紧密结合了若干理论框架和关键研究成果，这些理论和研究为理解和进一步探索该主题提供了坚实的基础。

关键理论框架

1. 健康信念模型（health belief model, HBM）

此模型认为，个人的健康行为改变是基于其对疾病严重性的认知、感受到的威胁、预期行动的益处减去成本的评估，以及自我效能感（信心）。应用于跌倒预防，教育计划可增强老年人对跌倒严重性的认知和预防跌倒的自我效能。

2. 自我效能理论（self-efficacy theory, SET）

阿尔伯特·班杜拉的理论强调自我效能在行为改变中的中心角色。在跌倒预防中，增强老年人的自信心，让他们相信自己可以采取有效措施预防跌倒，是成功教育干预的关键。

3. 社会支持理论

社会支持的存在和质量对老年人健康行为执行具有显著影响，包括参与预防措施和提供维持这些行为的动力。

研究成果

随机对照试验和系统评价：

多项研究通过评估不同类型的跌倒预防干预（例如平衡训练、力量训练、多模式干预等）的有效性，证实了结构化教育计划可以显著降低老年人跌倒的风险。

跨学科研究：

结合医学、护理学、心理学和运动科学的研究表明，综合方法在预防老年人跌倒方面更为有效。这些方法强调了教育、身体训练和环境改造的相互作用。

关键性与必要性

跌倒预防教育和增强老年患者自我效能在老年健康管理中被视为关键和必

要的研究方向，原因如下。

降低经济负担：跌倒是引起老年人伤害和死亡的主要原因之一，给健康系统带来显著经济负担。

提高生活质量：跌倒恐惧症可能导致活动减少，进而影响老年人的生活质量和独立性。

预防效果好：相较于治疗跌倒后的伤害，预防措施更为经济且效果更好，尤其是通过教育和行为改变实施的措施。

广泛关联性

"跌倒预防教育与老年患者自我效能"的研究与更广泛的社会和科学问题密切相关。

公共卫生政策：与制定有效的老年健康策略和减轻公共卫生系统负担相关。

科技应用：如何利用科技手段（如智能家居、穿戴设备）来监测风险和提供实时反馈。

社会心理学：探讨如何通过社会和心理干预提高老年人的生活质量和自我管理能力。

这个研究领域的深入将为老年人的安全和健康提供持续的支持，促进更安全、更高质量的独立生活环境的形成。

通过AI的分析，对"跌倒预防教育与老年患者自我效能"研究背景的思路已经变得清晰和系统化，展示了结构化信息组织、广泛的知识覆盖、高效率与精准性以及灵活适应性等多重优势。AI整合了关键理论框架如健康信念模型和自我效能理论，详细定义并解释了与研究主题紧密相关的术语和概念，提供了关于问题的历史背景、当前研究状态及未来研究方向的全面视角。这种方法加深了对问题的理解，为研究提供了科学的方法框架和实际应用的角度，强调了在科学研究中进行系统性思考和多角度考量的重要性。

我们将AI生成的结果进行整合，并进行多次调试后，可以生成综合性的研究背景。

结合前言材料和对跌倒预防教育与老年患者自我效能的理论分析，以下是该研究方向的研究背景。

研究背景

跌倒是老年人群中常见的健康问题，对个体的身体健康和生活质量构成重大威胁。据统计，我国65岁以上老年人中约有30%每年经历至少一次跌倒，而80岁以上的老年人跌倒的年发生率可高达50%。跌倒不仅导致伤害，还可能引起对跌倒的恐惧，进而限制活动能力和社交参与度，从而降低生活质量。

"前言1"强调了跌倒的普遍性及其后果，指出尽管许多跌倒事件是可以预防的，但由于老年人常伴有多种疾病，个性化和有效的预防策略实施困难。这强调了发展和实施综合跌倒预防策略的紧迫性，以降低跌倒和相关伤害的发生率。

"前言2"描述了体位性低血压（orthostatic hypotension, OH）在增加老年人跌倒风险中的作用，并引入了保护动机理论（protection motivation theory, PMT）来指导跌倒预防措施。通过对慢性疾病患者进行保护动机理论指导的健康教育干预，该研究显示了通过教育干预提高患者自我效能和降低跌倒风险的潜力。

"前言3"着重于患者参与的重要性，并介绍了基于患者参与框架的跌倒预防干预策略。患者参与被视为提高医疗质量和安全的关键，研究表明，将患者纳入跌倒预防策略的制订和执行过程可以显著提高预防措施的有效性。

研究的重要性与趋势

在这一背景下，研究"跌倒预防教育与老年患者自我效能"的重要性显而易见。有效的教育干预不仅能够提高老年人对跌倒风险的认知，增强他们采取预防措施的自我效能，还能够促进老年人积极参与到自己的健康管理中来，最终降低跌倒的发生率和提高老年人的整体福祉。

综合上述研究背景，本研究将探索如何通过跌倒预防教育干预提高老年患者的自我效能，以及这些干预措施如何在实际应用中减少跌倒事件和提升老年人的生活质量。研究将利用跨学科方法，结合健康信念模型和自我效能理论，设计和评估针对老年人的个性化跌倒预防教育计划。

在完成对研究背景的全面分析后，已经清晰地理解了该领域的历史发展、关键理论框架和当前的研究状况，这些将作为后续撰写前言的"研究背景"所需的材料。

下一步，我们将探讨现有研究中存在的缺口。通过识别这些研究缺口，更准确地定位研究目标和方法。这一步骤对于明确研究的方向和深度很重要，是推动科学探索向前发展的关键环节。

案例第二步——研究缺口（Deficit）

提问

请问在老年健康管理领域中，目前对于"跌倒预防教育与老年患者自我效能"的理解存在哪些显著的知识空白或争议？这些空白如何影响该领域的进一步研究和实践？

AI回答

在老年健康管理领域中，尽管"跌倒预防教育与老年患者自我效能"这一主题已得到广泛关注，但依然存在一些显著的知识空白和争议，这些问题影响着该领域研究的深入和实际应用的有效性。以下是一些关键的研究缺口和争议。

知识空白

1.个性化干预效果的证据不足

尽管有研究支持跌倒预防措施的效果，但针对不同个体特征（如年龄、患病历史、行为习惯）定制的干预措施缺乏系统的评估。需要更多研究来确定哪些个性化因素最能影响干预的效果，并据此设计更有效的预防方案。

2.长期效果和持续性的研究不足

大多数跌倒预防干预研究集中于短期效果，对老年人自我效能的长期影响及持续性缺乏深入研究。长期跟踪研究能帮助理解教育干预的持久效果和可能的适应性变化。

3.跨文化有效性的数据不足

不同文化背景下老年人对教育干预的接受度和反应可能有显著差异。目前，跨文化比较研究较少，限制了干预措施的全球应用。

争议

1.干预的最佳组成部分

关于哪些组件（教育、身体训练、环境改造等）的组合最有效仍有较大争议。虽然多模式干预被认为较有效，但具体哪些元素最关键，以及如何根据个体差异调整这些元素，尚无定论。

2.自我效能与其他心理因素的关系

自我效能在跌倒预防中的作用与其他心理因素（如动机、恐惧、抑郁等）的相互作用复杂，尚未完全明了。这些心理因素可能相互影响，调节自我效能的影响力。

影响研究和实践

这些知识空白和争议对老年健康管理领域的进一步研究和实践具有重要影响。

研究设计：存在的缺口提示研究者需要设计更多维度的研究，如跨文化研究、长期跟踪研究等，以填补这些空白。

政策和资源分配：争议可能导致资源分配不均，影响政策制定者在跌倒预防方面的决策，例如在教育内容的选择、资源的分配和优先级的确定上可能存在分歧。

临床实践：对有效干预措施的认识不足可能阻碍临床实践的优化和标准化，限制了干预措施的普及和实施效果。

解决这些问题需要多学科合作、创新研究方法和综合现有研究数据，以发展更为有效和适应性更强的预防策略。

在这个提问中，明确指出了研究方向的知识空白和争议点，希望可以深入挖掘现有研究中尚未解决的问题和存在的争论，来引导研究者关注这些未充分探讨的领域。AI的回答细致列举了个性化干预效果、长期研究不足、跨文化有效性缺乏数据、干预措施的最佳组成部分以及自我效能与其他心理因素的关系等问题和争议，提供了详细的知识框架。

追问+1

　　根据已有文献，指出在研究"跌倒预防教育与老年患者自我效能"时遇到的关键问题和研究不足。请指出这些不足如何限制了理论的发展或实际应用的改进。

AI回答

　　基于当前文献的回顾，以下表格列出了在"跌倒预防教育与老年患者自我效能"研究中遇到的关键问题和研究不足，以及这些问题如何限制了理论发展和实际应用的改进。

关键问题/研究不足	描　　述	限制的影响
个性化干预措施的缺乏	研究往往采用通用的干预措施，忽略了个体差异，如健康状况、行为习惯和社会环境的影响	限制了干预措施的有效性，导致不同个体的响应和效果差异大
长期效果的研究不足	大多数研究集中于短期内的干预效果，缺少对长期持续性和效果的评估	理论上难以解释和预测长期改变和行为维持的动因
跨文化研究的不足	跨文化研究的数据不足，不同文化背景下的老年人对干预的接受和反应可能存在显著差异	阻碍了理论和干预策略的全球化应用和调整
心理因素的互动作用	研究往往独立考虑自我效能，忽视了恐惧、动机和心理健康状态等其他心理因素的交互影响	限制了对老年人行为模式的全面理解，影响干预措施的综合设计
干预组成元素的最优配置	对于哪些组成元素（教育、体能训练、环境调整等）的结合最有效尚无定论	阻碍了制订高效、经济的综合性跌倒预防计划

　　这些知识空白和研究不足给理论发展和实际应用带来了具体的限制。

　　理论发展：理论发展受限于对长期干预效果和个体差异因素的理解不足。这导致现有理论可能无法完全准确地预测或解释跌倒预防教育对老年患者自我效能的长期影响。

　　实际应用：在实际应用方面，由于缺乏对个体差异和文化差异的深入理解，可能导致干预措施在不同人群中的效果差异大，难以普遍推广。此外，对于干预措施的最佳组合和心理因素的综合考虑不足，可能影响实施效果和效率。

　　为了克服这些限制，未来的研究需要更加注重个体化干预的设计、长期跟踪研究、跨文化有效性验证以及社会心理因素的综合分析。这将有助于更准确地理解和预防老年人跌倒，以及更有效地设计和实施相关的教育和干预程序。

在这一步追问中，我们要求AI根据已有文献指出在研究"跌倒预防教育与老年患者自我效能"时遇到的关键问题和研究不足，进一步明确这些不足如何限制了理论的发展或实际应用的改进。目的是深化对当前研究局限性的理解，并探讨这些限制如何影响理论与实践的进展。

追问+2

当前的研究不足之处是什么？这些不足如何影响了老年健康管理领域的发展？请解释现有的研究方法或结论在"跌倒预防教育与老年患者自我效能"方面存在哪些局限性，哪些问题仍未得到解决。

AI回答

当前在"跌倒预防教育与老年患者自我效能"领域的研究不足之处及其对老年健康管理领域发展的影响可以从以下几个方面进行详细探讨。

研究方法或结论的局限性

1. 样本多样性不足

许多研究的样本量较小，且通常聚焦于特定的人群（如某一地理区域的老年人），这限制了研究结果的普适性和可推广性。

2. 缺乏长期研究

大部分研究关注短期效果，长期跟踪研究较少，因此难以评估教育干预对老年人自我效能及跌倒预防行为长期影响的持续性和稳定性。

3. 干预措施的标准化问题

不同研究中使用的干预措施往往标准不一，缺乏统一的干预要求，这使得研究结果之间难以进行有效比较。

4. 多维度因素考量不足

现有研究往往忽视了社会心理因素（如社会支持、认知状态和情绪状态）与跌倒风险之间的相互作用。

未解决的问题

1. 个体差异对干预效果的影响

如何根据不同老年人的健康状况、生活环境、个性和行为模式设计个性化的干预策略，以提高干预的有效性和适应性。

2. 文化差异的影响

不同文化背景下老年人对跌倒的态度、知识接受度和行为改变可能有显著不同，这需要更多的跨文化研究来探讨。

3. 技术和工具的应用

如何有效利用新兴技术（如移动应用、可穿戴设备等）来监测跌倒风险、提供实时反馈和支持自我效能的提升。

影响老年健康管理领域的发展

理论发展：上述研究局限性导致理论基础不够坚实，理论模型和干预策略的普适性和有效性难以充分验证，影响了老年健康管理理论的深入发展。

实践应用：研究方法的局限性和未解决的问题影响了跌倒预防措施的实际应用效果，可能导致资源浪费或干预措施未能达到预期效果，从而影响老年人的生活质量和健康管理效率。

为了推动该领域的发展，未来研究需要采用更加严格和标准化的研究设计，扩大样本多样性，增加长期跟踪研究，同时考虑更多维度的因素，如文化、心理和技术应用，以解决现有的局限性和未解决的问题。这些改进将有助于提高理论的普适性和实际干预的有效性，从而更好地服务于老年人的健康管理。

在这一步中，我们探讨了研究方向中存在的方法论局限性和未解决的问题，希望能够揭示现有研究的具体不足，以及这些不足如何制约老年健康管理领域的理论发展和实践改进。

经过前面的几个步骤，已经较为全面地分析了老年健康管理领域中"跌倒预防教育与老年患者自我效能"相关研究的现有缺口，梳理了关键的方法论和未被充分探讨的问题。这样的分析结果，将作为后续撰写前言的"研究缺口"所需要的材料。

随着这些研究缺口的明确，下一步自然而然地就进入研究意图的深入分析环节。这一步会探讨如何基于已识别的缺口设定具体的研究目标，选择合适的理论框架和研究方法，并明确期望通过研究解决的具体问题。

案例第三步——研究意图（Intent）

提问

请问本研究针对"跌倒预防教育与老年患者自我效能"的具体目标是什么？请明确描述本研究希望解决的核心问题或探索的关键领域。这些问题的选择是基于哪些先前研究的不足或新的理论发展？

AI回答

针对"跌倒预防教育与老年患者自我效能"的研究目标可以围绕以下几个核心问题或关键领域进行设定，这些目标旨在解决现有研究的不足并结合新的理论发展。

研究目标

1.评估个性化跌倒预防教育方案的有效性

目标是开发并测试针对不同老年人特征（如年龄、基础健康状况、生活环境）的定制化教育方案，以提高其自我效能和减少跌倒发生。

2.探索老年人自我效能对跌倒预防行为的影响机制

目标是深入了解和量化老年人的自我效能感如何影响他们采纳跌倒预防措施的行为，特别是在长期跟踪中的持续影响。

3.比较跨文化背景下跌倒预防教育的接受度和效果

目标是评估不同文化和社会背景下老年人对跌倒预防教育的响应，以确定文化因素如何影响教育干预的效果。

4.利用技术工具提升跌倒预防教育的交付和监测

目标是开发和测试使用智能技术（如应用程序、可穿戴设备）来提供教育内容和监控老年人行为的方法，以提高教育干预的可及性和实时反馈。

问题选择的基础

1. 基于个性化干预策略的缺乏

先前的研究通常采用一刀切的干预措施，未能考虑个体差异，导致干预效果不一。因此，研究个性化干预的有效性成为一个重要目标。

2. 基于长期效果和持续性的研究不足

大多数现有研究关注短期效果，缺少对长期自我效能和行为改变的评估，这产生了对长期跟踪研究的需求。

3. 基于跨文化有效性的数据不足

跨文化的研究不足限制了干预措施的普适性和全球应用，因此比较不同文化背景下的接受度和效果变得尤为重要。

4. 基于技术应用在教育交付中的潜力

随着科技的进步，利用技术工具提升教育和监控效果的方法有望突破传统干预的局限性，这一新的理论和技术发展为研究提供了新的方向。

通过这些具体的研究目标和基于现有研究不足的选择，本研究希望能够有效推动老年健康管理领域，特别是跌倒预防教育与老年患者自我效能方面的理论发展和实践应用。

在这一步中，精确询问了研究的具体目标及这些目标是如何基于现有文献的不足和新理论发展而设定的。通过这样的提问，直接对研究的核心目标进行明确，并要求将这些目标与现有研究的空白和理论进展相联系。

AI系统地阐述了4个研究目标，详细解释了选择这些目标的基础，如个性化干预策略的缺乏、长期效果研究的不足、跨文化研究的缺口以及技术应用的新潜力。揭示了研究意图的深层逻辑，也帮助我们确定了研究方向。

追问+1

请说明本研究的主要假设是什么。如何通过本研究验证这些假设？这些方法为何能有效地解决或回答"跌倒预防教育与老年患者自我效能"的研究问题？

AI回答

主要研究假设

假设一：个性化的跌倒预防教育方案比非个性化方案能更有效地提高老年患者的自我效能和降低跌倒发生率。

假设二：提高老年患者的自我效能将显著降低其跌倒风险，并提升其跌倒预防行为的持续性。

假设三：技术支持的教育干预（如通过应用程序或可穿戴设备）可以提高教育内容的接触率和参与度，从而更有效地提高老年患者的自我效能。

验证研究假设的方法

1. 随机对照试验（randomized controlled trial, RCT）

操作：将老年患者随机分配到个性化和非个性化的跌倒预防教育干预组，比较两组的自我效能提升程度和跌倒发生率。

有效性：RCT是验证干预效果的"金标准"，可以有效控制偏差，确保结果的可靠性。

2. 长期跟踪研究（longitudinal study, LS）

操作：对参与教育干预的老年患者进行至少1年的跟踪，评估他们的自我效能变化和跌倒预防行为的持续性。

有效性：通过长期跟踪可以评估教育干预的持久效果，更全面地理解自我效能如何影响老年人的长期行为。

3. 混合方法研究（mixed methods research, MMR）

操作：结合定量方法（问卷调查、自我效能量表）和定性方法（访谈、焦点小组），评估技术支持的教育干预对老年患者自我效能的影响。

有效性：混合方法可以同时获取量化数据和深入的个体经验，提供更全面的视角，了解技术干预的实际效果和患者的接受度。

方法有效性的解释

针对性和个性化：个性化的教育方案，可以直接针对个体特定的需求和环境因素，这有助于更有效地提升自我效能和减少跌倒，从而直接解决研究问题。

理论和实践结合：这些方法通过结合理论（自我效能理论）和实际操作

（教育干预），能够系统地解决跌倒预防的核心问题，验证理论在实际中的应用效果。

技术的应用：利用现代技术手段可以增强教育干预的覆盖面和参与度，这是传统教育方法难以达到的，特别是在提高接触频率和增加实时反馈方面。

综合上述方法，本研究旨在系统地验证和推动"跌倒预防教育与老年患者自我效能"的理论与实践的发展，填补现有研究的空白，同时提供实用的预防策略。

在追问中，我们要求明确本研究的主要假设，并探讨如何通过实际研究方法验证这些假设，同时要求解释这些方法为何能有效解决或回答"跌倒预防教育与老年患者自我效能"的研究问题。这步提问的思路，关注于假设的设定，深入到如何具体实施和验证这些假设的实际操作。

追问+2

本研究将使用哪些研究方法来回答"跌倒预防教育与老年患者自我效能"的研究问题或验证研究假设？这些方法的选择基于哪些理论或实践原因？

AI回答

为了回答"跌倒预防教育与老年患者自我效能"的研究问题及验证相关的研究假设，可以采用以下研究方法，每种方法的选择都基于特定的理论和实践原因。

研究方法

1.随机对照试验（RCT）

应用原因：提供干预和对照条件下的对比，是评估干预效果的金标准。

理论依据：确保研究的内部有效性，随机分配可以减少选择偏差和混杂变量的影响。

2.前后对比研究（pre-post study, PPS）

应用原因：通过比较干预前后的变化，直接观察教育干预对自我效能和跌倒行为的影响。

理论依据：适用于评估特定干预措施在实际应用中的即时效果，尤其是在自我效能的变化上。

3. 混合方法研究（MMR）

应用原因：结合定量和定性方法，提供关于干预效果的多维度视角。

理论依据：定量数据提供可测量的结果，定性数据深化理解个体经验和干预的具体影响。

4. 长期跟踪研究（LS）

应用原因：跟踪老年患者的自我效能和跌倒率的长期变化。

理论依据：理解干预效果的持续性和长期影响，对于评估自我效能理论在长期行为变化中的应用尤为重要。

理论和实践原因

理论支持：自我效能理论强调信念对行为改变的驱动作用，这些方法能够有效测试此理论在老年健康行为中的应用。

实证需求：现有研究指出个性化和长期干预的重要性，这些方法能够针对这些不足进行系统的测试和验证。

技术进步：现代技术的发展使得采用技术支持的教育方法和长期监测成为可能，这些方法利用这些技术优势，提高研究的效率和干预的接触率。

通过以上方法的综合应用，本研究旨在全面评估跌倒预防教育对提高老年患者自我效能的效果，并探索这些变化如何影响其跌倒预防行为，从而为老年健康管理提供理论上的支持和实践上的指导。

在本次追问中，我们要求详细说明用于回答"跌倒预防教育与老年患者自我效能"研究问题或验证研究假设的具体研究方法，并要求解释选择这些方法的理论或实践基础。主要是希望能够追求对研究方法的具体了解，追求理解选择这些方法的深层原因，确保研究设计的科学性和实用性。

追问+3

本研究的范围和方法是如何确定的？请描述其策略性基础和预期的研究贡献。

AI回答

本研究的范围和方法是基于以下几个关键的策略性考虑和预期贡献来确定的。

确定研究范围和方法的基础

1. 现有研究的缺口

通过对现有文献的系统评审，识别出在"跌倒预防教育与老年患者自我效能"领域中存在的研究缺口，特别是在个性化干预、长期效果评估以及跨文化比较方面的研究。

2. 理论框架的指导

自我效能理论和健康信念模型为研究提供了理论基础，指导了研究问题的形成和干预策略的设计。

3. 目标人群的特定需求

考虑到目标人群（老年人）的特殊性，如多病共存、功能状态下降等，选择了适合此群体的教育和干预方法。

4. 技术的可行性与可接受性

鉴于老年人对新技术的使用可能存在障碍，选择了结合传统方法和现代技术手段的混合方法，以提高干预的覆盖率和参与度。

预期的研究贡献

1. 科学贡献

为"跌倒预防教育与老年患者自我效能"领域增添了系统的实证研究，尤其是在个性化干预效果、长期干预持续性和跨文化应用效果方面。

填补了关于老年人跌倒预防的理论与实践的知识空白，特别是在理解自我效能如何影响老年人预防跌倒行为的机制上。

2. 实践贡献

提供了基于证据的跌倒预防策略，有助于改进老年人的健康管理实践，降低跌倒发生率，提高生活质量。

推动了健康教育和健康促进策略的发展，尤其是在运用现代技术提高教育效果和参与度方面。

3.政策贡献

研究结果可为相关健康政策的制定提供依据，如老年人健康教育政策、跌倒预防公共健康策略等。

促进跨部门合作，如卫生、社会服务和技术开发部门的联合，以实现综合性的老年健康管理。

通过这些策略性选择，本研究不仅旨在解决具体的科学问题，还希望对老年人的健康管理实践和政策制定产生深远影响。这种综合的方法能够确保研究结果的实用性和广泛的社会影响力。

在最后的追问中，我们提出了确定研究范围和方法的策略性基础及预期的研究贡献。为什么要考虑这一点呢？因为我们需要明确研究设计的决策过程和这些决策背后的理论与实践原因。

通过这四个环节的提问，我们分析了研究意图，阐述了主题研究的目标、假设、方法及其策略性基础。这个过程帮助我们理解了研究的具体目标和验证假设的方法，确保了研究设计的适应性和科学性。这样的分析结果，将作为后续撰写前言的"研究意图"所需的材料。

那么随着研究意图的清晰表述，下一个步骤自然是探讨这项研究的意义，包括它对科学知识、实际应用和政策制定的潜在贡献。这个阶段的分析要重点评估研究成果的理论重要性，以及在老年健康管理实践中的应用前景和对公共健康政策的影响。

案例第四步——研究意义（Meaning）

提问

请问本研究的理论意义或实践价值是什么？研究结果将如何对"跌倒预防教育与老年患者自我效能"这一领域产生积极影响？请说明本研究的创新之处以及与现有研究有何不同之处或提升之处。

AI回答

本研究在"跌倒预防教育与老年患者自我效能"领域的理论意义和实践价值体现在多个层面。

理论意义

1. 自我效能理论的应用拓展

通过探讨自我效能与老年人跌倒预防行为之间的关系，本研究将拓展自我效能理论在老年健康行为领域的应用。研究结果有助于加深对自我效能在行为健康模型中作用的理解，特别是在预防行为和健康教育背景下。

2. 跨学科理论整合

结合健康信念模型和自我效能理论，本研究将提供一个更为综合的框架，用于分析和理解老年人跌倒预防行为的动机和障碍。这种理论整合将为老年健康管理提供新的视角。

实践价值

1. 提高跌倒预防教育的有效性

研究将开发和测试针对老年人的个性化跌倒预防教育方案，预计将提高教育干预的针对性和有效性。这将直接影响老年人的健康行为，减少跌倒事件，改善其生活质量。

2. 支持政策和程序的制定

通过证据支持的研究发现，本研究可以为医疗保健政策制定者提供依据，用于设计或改进针对老年人的跌倒预防政策和程序，尤其是在社区和居家护理环境中。

创新之处

1. 技术集成

本研究计划利用最新的技术（如移动应用和可穿戴设备）来提供教育内容和实时监测，这在传统的跌倒预防研究中较少见。这种方法能够增强用户的参与度和干预的连续性。

2.文化敏感性研究

通过跨文化的研究设计，本研究将评估和比较不同文化背景下的跌倒预防策略，提升了干预措施的全球适用性和文化适应性。

3.长期干预效果的评估

相对于现有的多数研究侧重于短期效果，本研究将进行长期跟踪评估，以探讨教育干预对老年人自我效能和跌倒预防行为的长期影响。

这些创新点和研究的深入将有助于推动"跌倒预防教育与老年患者自我效能"领域的发展，为老年人提供更安全、更健康的生活环境。

在这个过程中，我们明确要求分析"跌倒预防教育与老年患者自我效能"领域的理论意义、实践价值及创新性。AI阐述了研究的多维度价值，从理论的拓展、实践的改进到政策的支持等方面进行了全面展开。特别指出了几个创新点，如技术集成、文化敏感性研究和长期干预效果的评估，这些都是区别于现有研究的关键改进。

追问+1

本研究的结果如何在实际应用中发挥作用？请描述其对健康护理行业、政策制定或日常护理实践的潜在贡献。

AI回答

本研究的结果在实际应用中将对健康护理行业、政策制定以及日常护理实践具有显著影响，潜在贡献可以从以下几个方面体现。

健康护理行业

1.改进培训和教育程序

研究结果将提供关于如何有效地设计和实施跌倒预防教育程序的见解。这些信息可以被健康护理机构用来更新其培训课程，确保护理人员能够更有效地教育和支持老年患者，提高他们的自我效能。

2.优化跌倒预防策略

通过明确哪些教育和预防措施最有效，护理机构可以更好地分配资源，优化跌倒预防策略，从而降低老年患者跌倒的风险和由跌倒引起的医疗成本。

政策制定

1. 影响健康政策

研究结果提供的证据可以支持制定或调整针对老年人跌倒预防的公共健康政策。例如，政策制定者可以利用研究数据来推广有效的个性化预防策略，或为老年人提供技术支持的教育工具。

2. 制定标准和指南

研究结果可以帮助制定新的或改进现有的跌倒预防指南，确保护理实践遵循基于证据的最佳标准，提升整个行业的服务质量和效率。

日常护理实践

1. 提升护理质量和患者满意度

通过实施经过研究验证的教育干预，护理人员可以更有效地支持老年患者管理自己的健康行为，增强患者的自我效能，从而提升患者的整体满意度和治疗效果。

2. 技术集成

研究结果鼓励在日常护理中集成智能技术，如使用应用程序和可穿戴设备监控患者健康状态，这些工具不仅可以提高预防措施的即时性和精确性，还可以提升患者参与自我管理的动力。

总之，本研究的结果将直接促进老年护理的个性化和技术化发展，为老年人提供更为安全、有效的健康管理解决方案，同时为护理专业人员、政策制定者和相关健康护理服务提供者提供有力的支持和指导。这些改进将有助于提升老年人的生活质量，降低社会医疗资源的整体负担。

我们要求AI详细解释本研究结果在实际应用中如何发挥作用，特别是对健康护理行业、政策制定和日常护理实践的潜在贡献。

追问+2

本研究的社会和经济影响预期是什么？其对教育、健康或经济等领域的潜在贡献包括哪些？

AI回答

本研究在社会和经济层面具有多方面的潜在贡献，涵盖教育、健康和经济等领域，具体包括以下几方面。

社会影响

1. 提升老年人的生活质量

通过有效的跌倒预防教育和提升自我效能，老年人能更好地管理自身的健康行为，降低跌倒风险，从而维持更长时间的独立生活能力，提高社会参与度。

2. 增强公众健康意识

研究的广泛传播可以提高公众对老年人跌倒问题的认知和重视程度，促使社区和家庭更加关注老年人的健康与安全。

教育影响

1. 改进健康教育内容和方法

研究结果有助于指导教育者设计针对老年人的有效健康教育课程，特别是利用现代技术手段来提高教育的可达性和参与度。

2. 培训护理和医疗专业人员

研究结果可提供基于研究的实践指南，可以作为护理和医疗教育中跌倒预防培训的一部分，增强专业人员的能力，以应对老年患者的特定需求。

经济影响

1. 降低医疗成本

预防老年人跌倒可以显著减少因跌倒导致的急性治疗和长期护理费用，尤其是减少高成本的急诊和手术治疗，从而减轻医疗系统的负担。

2. 促进健康技术的发展

研究对新技术的使用和评估可驱动相关健康技术（如可穿戴设备、移动健康应用等）的创新和市场发展，有助于促进健康技术产业的经济增长。

策略和政策制定

1. 影响健康政策和标准

研究结果可为政策制定者提供依据，支持制定或修改国家或地方级别的健康政策，特别是关于老年人健康管理和跌倒预防的政策。

2. 支持全民健康战略

通过强调预防和教育的重要性，研究支持全民健康管理战略，促进健康平等，降低社会经济差异对老年人健康的不利影响。

总的来说，本研究将通过减少跌倒事件，提高老年人的自我效能，不仅提升老年人的生活质量，同时在经济和社会层面产生深远的积极影响，为相关领域的教育、政策制定和健康促进提供强有力的支持。

在本次提问中，我们要求探讨研究成果在社会、经济及教育等多个领域的影响和贡献。

AI在不同的领域阐述了研究成果的影响，这样的分析结果，将作为后续撰写前言的"研究意义"所需要的材料。

通过案例的第四步提问，我们已经全面分析了研究意图和研究意义，探讨了这项研究在"跌倒预防教育与老年患者自我效能"领域的理论贡献、实际应用的效益以及对社会和经济的影响。

现在，结合这些细致的分析，接下来的最后一步，就是让AI帮我们呈现具体的前言内容的时刻了。综合前面四大步骤的所有分析结果及相关材料以及对提供给AI学习的核心期刊的前言内容进行整合后，AI就能直接给出以"跌倒预防教育与老年患者自我效能"为研究方向的前言。

提问

我是一名护理科研人员，专业是护理学，我的研究方向是"跌倒预防教育与老年患者自我效能"，正在撰写论文前言部分，你是一名资深的护理领域的学术专家，请按照以下要求生成前言部分：

1. 请基于[研究背景][研究缺口][研究意图][研究意义]的材料内容，参考[前言背景]的材料内容，为我撰写论文前言；

2. 请将参考文献按照（作者、年份）的格式引用至正文中，并同步列于文章尾部；字数在[500～600]之间，谢谢。

AI进行整合后的前言

在全球范围内，跌倒是发生在老年人生活中最常见且后果严重的问题之一。研究表明，每年约有30%的65岁以上老年人经历至少一次跌倒，80岁及以上者的年跌倒率可高达50%（朱杉杉等，2024）。跌倒不仅可能导致严重的身体伤害，如骨折和头部损伤，还可能引发老年人对跌倒的恐惧，进而影响其生活质量和独立性（郭晓贝等，2021）。

体位性低血压（Orthostatic Hypotension, OH）是老年人跌倒的重要生理因素之一，研究显示，OH的临床症状包括头晕、目眩等，增加了老年人跌倒的风险（申海燕等，2024）。尽管当前的跌倒预防策略多种多样，但它们往往忽略了针对特定老年人群体的个性化需求，这限制了干预措施的有效性。

此外，住院老年患者的跌倒问题更为突出，跌倒发生率约为1.4‰～18.2‰住院日，且跌倒的后果可能极为严重（郭晓贝等，2021）。国际上已有研究指出，患者参与在预防跌倒中的重要性，特别是在患者教育和行为干预中。因此，如何有效地提高老年患者的自我效能，使他们能够更有效地参与跌倒预防，成为研究的重点。

本研究旨在探索"跌倒预防教育与老年患者自我效能"对老年人跌倒预防的影响。通过个性化教育干预，本研究预计不仅能够提高老年人对跌倒的认知和自我效能，还能实际减少跌倒发生的次数。本研究的创新之处在于，它不仅结合了自我效能理论和健康信念模型，还计划使用最新的技术手段（如移动应用和可穿戴设备），以提高教育的可及性和监控的实时性。

本研究预期对健康护理实践、政策制定及老年健康管理策略产生深远影响。研究结果将有助于提升老年人的自我管理能力，改善健康结果，同时为健康政策制定者提供证据支持，以制定更有效的老年人跌倒预防政策。此外，本研究的方法和发现也将为老年健康管理的其他领域提供可借鉴的经验。

参考文献：略

CDIM模型一共有四个主要步骤，每个步骤还会涉及多个提问环节，这些提问加起来数量比较多，但在撰写不同类型、不同方向的论文时，你可能并不需要进行所有的提问，也许某个环节并不是你的研究方向需要考虑的，那这个环节可以不用进行，所以CDIM模型更多的是给大家一种与AI大模型进行交互的思考方式，指导我们对AI进行提问的方向。

通过应用CDIM模型，整个前言的生成过程展现了系统的、多维度的分析方法，逐步构建研究的逻辑框架，有效整合了理论背景、研究缺口、研究意图及社会意义，为我们洞察和定位前言提供了更多思路。

特别注意：

通过AI生成的前言，虽然在一定程度上能够便捷地整合和呈现相关信息，但它在引用参考文献方面的准确性需要我们警惕。在前期为AI投喂相关文献的过程中，我们或许已经提供了丰富的资料库，但这并不能完全保证AI在生成内容时能够准确无误地引用这些文献。

例如，在上述综合整合后的前言中，当AI生成"每年约有30%的65岁以上老年人经历至少一次跌倒，80岁及以上者的年跌倒率可高达50%（朱杉杉等，2024）"这样的表述时，我们不禁要问，这些数据的来源真的如AI所述？这需要我们通过查阅原始文献来进行核实。

同样，当AI提到"跌倒不仅可能导致严重的身体伤害，如骨折和头部损伤，还可能引发老年人对跌倒的恐惧，进而影响其生活质量和独立性（郭晓贝等，2021）"时，我们也不能轻易相信这个引用就是准确无误的。毕竟，学术研究的严谨性要求我们必须对每一个数据、每一个观点都进行严格的溯源和验证。

因此，对于AI生成的内容，我们不能盲目接受，而应该带着批判性思维去审视、去核实。只有确保信息来源的准确性，我们才能更加放心地使用AI生成的文本，为我们的研究和决策提供有力的支持。

第 **5** 章

轻松搞定文献综述：
AI助你一臂之力

5.1 文献综述的那些事儿

文献综述在科研过程中承担着多重关键功能。通过文献综述，我们可以理解所选领域的研究现状，识别知识空白，为后续研究设计奠定基础。尤其是在现代科研中，随着研究的专业化程度越来越高，文献综述的重要性也越来越突出。在这一部分，我们将详细探讨文献综述的多层次作用及在科研中的实际应用。

5.1.1 什么是文献综述？

文献综述（literature review）是指对特定研究领域内现有文献的系统回顾与分析。它通常以汇总、分析和评估现有研究为目的，为研究者提供明确的研究背景和现有成果的全景视图。

要撰写一篇高质量的文献综述，必须掌握其核心构成要素。无论是理论综述还是实证综述，下面这几个要素都至关重要。

1. 综述的范围

文献综述的范围决定了可以纳入哪些文献以及如何对这些文献进行系统梳

理。有效的文献综述需要合理设定文献的时间范围、空间范围、研究相关性等，确保综述的全面性。例如，在文献检索时，通常会选择最近5～10年内的文献作为综述的基础，这样既能反映该领域的最新研究进展，又避免遗漏重要的历史性研究成果。

关于文献的相关性，我们需要明确哪些文献是与研究问题密切相关的，避免不必要的搜集，以便集中精力分析最具价值的文献。例如，在分析老年人护理的文献综述中，可能会选择直接探讨老年人护理干预的研究，而不纳入那些与主题关联性较低的文章。

2. 综述的内容结构

文献综述的结构通常包括几个核心部分：主题介绍、文献分类、总结与评价。

主题介绍部分简要说明文献综述的研究背景和目的，明确为何选择该主题进行综述，以及文献综述试图解决的问题。这部分需要开门见山，为读者提供清晰的研究框架，并概述综述所涵盖的主要内容。

接下来是文献分类，这是文献综述中最重要的部分。要根据不同的主题、研究方法或研究结果对文献进行分类整理。这种分类方式可以帮助读者更好地理解文献的全貌，为进行批判性分析提供清晰的结构。

最后一部分是总结与评价，在这一部分，要对每类文献的核心观点进行总结，并进行批判性分析，包括指出每类文献的优点和贡献，评估局限性和不足之处。例如，在老年护理的文献综述中，我们可能会指出某些研究仅关注短期干预效果，忽略了长期随访的重要性。通过这样的分析，能为读者提供完整的文献综述，展示未来研究的潜在方向。

3. 常用文献综述的类型

文献综述可以根据研究的目的和方法分为多种类型，每种类型适用于不同的研究场景。常见的文献综述类型包括传统综述、系统性综述、元分析（表5-1）。

了解了这些不同类型的文献综述，我们可以根据自己的研究目标选择最适合的方式，系统化地整理现有文献，为后续研究提供清晰的理论和实践基础。

表5-1　文献综述类型

类　型	定　义	方　法	适用场景
传统综述 （traditional review）	也称为叙述性综述，通常以主题为基础进行总结和评述，重点概括已有文献的主旨、结论和发展趋势	没有严格的系统化搜索和筛选过程，侧重于综合多个研究的观点，适合对某一领域的研究现状进行初步了解	适用于没有具体研究假设或需要为新领域提供背景介绍的研究。常见于一些综述性质的文章或探索性的文献总结
系统性综述 （systematic review）	系统性综述是一种基于系统化方法对已有文献进行全面、客观、透明的总结和评估的过程，目的是回答特定的研究问题	通常包括明确的研究问题、广泛的文献搜索、文献筛选、数据提取和评估质量等步骤，每一步都应有严格的标准和方法	适用于那些需要系统、全面整理已有研究成果，并希望为某个具体问题提供深入答案的情况
元分析 （meta-analysis）	元分析是对多个系统性综述或独立研究结果进行统计合并的一种方法，目的是量化各研究间的差异，并计算出更具有统计意义的总体效应	通过对相似研究的数据进行定量合成，计算总体效应量，并对不同研究间的异质性进行分析	适用于已有大量随机对照试验（RCT）或量化研究的领域，尤其是需要通过综合现有研究来评估某一干预或治疗方法效果的情况

5.1.2　AI辅助文献综述

传统模式下的文献综述撰写过程会耗时耗力且非常复杂，需要手动筛选、分类和分析大量文献。现在，AI技术的引入可以改变这个局面。

传统方法的难点如表5-2。

表5-2　传统方法的难点

传统方法的难点	描　述
信息量大	学术领域文献增长迅速，文献量庞大。需要在短时间内筛选大量文献，手动查找费时费力。跨学科文献更增加工作量，方法低效，容易遗漏关键文献
分类困难	文献分类需深入理解文献内容。研究者须具备高水平的归纳和分析能力。不同文献的研究方法、理论框架和数据类型差异大，分类复杂
主观偏见	在手动分析文献时，受个人背景和知识水平的影响，选择文献时可能产生偏见，忽略重要文献或过度强调与自身观点一致的研究结果。主观偏见会影响文献综述的全面性和客观性，可能导致研究设计的系统性错误

AI如何简化文献综述的过程呢？

① AI可以通过高效检索功能快速找到相关文献，借助自然语言处理和智能搜索引擎，在海量的文献数据库中迅速定位与研究主题相关的文献。

② AI能实现智能分类，通过对文献的关键词、主题、研究方法等进行自动分析和归类，将文献分门别类，形成结构清晰的综述框架。

③ AI通过自然语言处理技术，进行快速分析，提取出关键的研究结论、数据和方法，减少阅读和理解文献的工作量。在分析过程中AI还能避免主观偏见的影响，使文献综述更客观、公正。

接下来，我们将探讨AI在文献综述中如何发挥效能。

5.2　文献综述 SGCM 模型：循序指导构建法

文献综述SGCM模型——循序指导构建法，是一种系统化、循序渐进的文献综述构建方法，帮助研究者通过结构化的步骤逐步完成高质量的文献综述。

5.2.1　SGCM模型的四个阶段

SGCM模型通常分为四个关键阶段，每个阶段代表不同的步骤，确保研究者能有条不紊地处理文献综述中的复杂任务。以下是SGCM模型的过程展示（图5-1）。

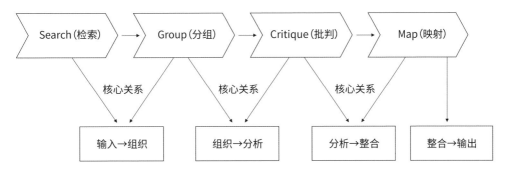

图 5-1　SGCM 模型

1. S——Search（检索）

这个阶段的核心是进行全面的文献检索。需要根据研究主题制定关键词，并利用各种文献数据库进行检索，如生物医学文献数据库（PubMed）、卫生保健及护理学数据库（CINAHL）、谷歌学术（Google Scholar）、中国知网、万方数据库及维普网等，确保收集到足够多且相关的文献。AI技术可以在这一阶段帮助研究者高效地筛选出与研究主题高度相关的文献。

2. G——Group（分组）

在收集到大量文献后，需要对这些文献进行分类整理。在这个阶段，通过对文献进行主题归类，可以从宏观层面理解现有研究的结构。分组可以根据文献的研究主题、方法、结论等进行，确保每一组文献有明确的分析方向。

3. C——Critique（批判）

这一阶段是文献综述中最重要的部分，需要对文献进行批判性分析。通过评估每组文献的优点、局限性及在研究领域中的贡献，可以识别研究中的不足，提出进一步研究的方向。批判性分析有助于提升文献综述的深度。

4. M——Map（映射）

这是最后一个阶段，将批判性分析与文献分类结果结合的过程，构建理论框架或概念模型。比如通过映射现有文献的主要观点，更好地理解研究领域的整体结构，为自己的研究提供支持。

5.2.2 AI模型应用：轻松撰写的技巧

1. 关键词探索

当进行文献综述时，确定正确的关键词很重要，因为它们直接影响能够检索到的文献的质量和相关性。在选定研究主题后，明确匹配的关键词是第一步，使用AI技术就可以大大提高这个过程的效率和准确性。

（1）什么是关键词　简单来说，关键词是一组精选的词汇，可以反映一个文档、文章、书籍或数据库记录的核心内容和主题。在学术写作和研究中，关键词用于帮助标识和描述研究的主要焦点和方法。这些词汇被用作检索和索引工具，帮助读者和研究者快速找到相关的资料。

在数字化时代，关键词是信息检索系统中的基础。无论是在线学术数据库、图书馆目录还是互联网搜索引擎，关键词都用于快速定位与特定主题或问题相关的信息。

选择关键词时，须将关键词与研究问题和研究背景进行对照，确保每个关键词都能精确地反映出研究的特定方面。例如，研究聚焦于"心理健康在大学生中的影响"，有效的关键词可能包括"心理健康""大学生"以及"影响因素"。

但实际上，在文献检索的时候，很多护士都会遇到这样一个难题：面对自己的研究方向，不知道该怎么提炼出关键词来。这主要是因为研究方向往往又复杂又专业，要想准确地找出关键词，确实不容易。这样就会导致检索效率低下，有时候还可能错过一些特别重要的文献。借助AI的智能分析能力，就可以帮我们快速、准确地提取出研究方向的关键词。

借助AI进行关键词提炼，可以参考如下提示词。

提问

我是一名护理科研学者，在进行文献检索时，因研究方向的复杂性和专业性，有时难以精准提取关键词，导致检索效率低下，错过重要文献，你是一位在护理科研领域深耕多年的资深专家，对护理学的各个分支和研究热点有全面深入的了解，熟悉文献检索的方法和技巧，擅长从复杂的护理研究方向中精准提取核心关键词，我的初步选题是"气道湿化管理策略对ICU机械通气患者VAP（呼吸机相关性肺炎）发生率的影响及效果评估"，请你深入理解该方向的核心内容和重点问题，提取与该研究方向高度相关的关键词，并对提取的关键词进行筛选和优化，确保其专业性、准确性和全面性。

AI回答

针对你的研究方向"气道湿化管理策略对ICU机械通气患者VAP发生率的影响及效果评估"进行文献检索时，可以从以下几个维度提取关键词。

1.核心主题关键词

- 气道湿化（airway humidification）

- ICU（重症监护病房）

- 机械通气（mechanical ventilation）
- 呼吸机相关性肺炎（ventilator-associated pneumonia, VAP）
- 发病率（incidence）
- 管理策略（management strategies）
- 效果评估（effect evaluation）

2. 相关护理领域关键词
- 重症护理（critical care nursing）
- 呼吸护理（respiratory care）
- ICU护理（ICU nursing）
- 防控措施（preventive measures）
- 临床干预（clinical intervention）
- 临床效果（clinical outcomes）

3. 研究方法与设计相关关键词
- 随机对照试验（randomized controlled trial, RCT）
- 临床观察（clinical observation）
- 回顾性研究（retrospective study）
- 数据分析（data analysis）
- 统计学（statistics）

4. 干预措施及设备相关关键词
- 湿化器（humidifier）
- 呼吸机（ventilator）
- 通气模式（ventilation mode）
- 呼吸道护理（airway care）
- 氧疗（oxygen therapy）

5. VAP相关机制及防治措施关键词
- 微生物感染（microbial infection）

- 抗生素耐药性（antibiotic resistance）

- 免疫反应（immune response）

- 呼吸道管理（airway management）

- 呼吸道清理（airway clearance）

通过上述关键词，你可以系统化地展开文献检索，并确保覆盖到所有与研究主题相关的重要文献。

要注意：在尝试优化搜索结果或进行数据库检索的时候，要避免关键词的堆砌，也就是通过过度使用关键词来提升可见性。这种做法可能导致信息检索质量下降。

如果通过这样的检索依然不能获得更适合的关键词，就可以考虑关键词的层次结构化。

（2）关键词的层次结构化　在学术研究和信息检索中，关键词的多样化使用有助于全面覆盖相关文献。这种多样化包括使用关键词的同义词和不同变体，还涉及对关键词的层次结构化处理，那么这里就出现了几个概念：上位词、同位词和下位词（图5-2）。通过这种层次化和多角度的关键词策略，就可以更有效地涵盖更多的文献，确保不遗漏任何可能的信息源。

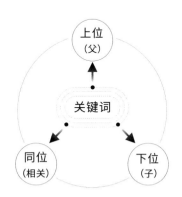

图 5-2　关键词的层次结构化

上位关键词（broader terms）

上位关键词表示一个更宽泛的概念，是特定关键词的"父"类别。上位关键词提供了一种方式来扩展搜索范围。例如，如果你的研究焦点是"心脏病"，上位关键词可能是"心血管疾病"。使用上位关键词，可以捕捉到更宽泛的研究领域，可能会找到更多有价值的研究，这些研究虽然不直接聚焦于心脏病，但与心血管健康密切相关。选择上位关键词适用于初步了解一个领域或搜索结果太少时。

下位关键词（narrower terms）

下位关键词表示一个更具体的概念，是特定关键词的"子"类别。下位关键词用于深入具体的研究领域。我们继续以"心脏病"为例，什么词可以成为"心脏病"的下位关键词呢？可能包括"心绞痛"或"心肌梗死"。这些关键词聚焦于心脏病的特定子类，从而进行更精细的文献搜索。使用下位关键词可以让搜索结果更精细，适合对特定问题进行深入研究的时候。

同位关键词（related terms）

同位关键词与目标关键词在概念上是相关的，但不具有直接的上下级关系。例如，"延续护理"的同位关键词可能是"跨界护理"，因为跨界护理关注的是当病人从一种护理环境转移到另一种环境（例如从医院到家庭）时提供的护理，这与延续护理紧密相关，因为两者都涉及在不同护理阶段为患者提供无缝衔接的护理服务，但它们关注的具体护理环境和过渡方式有所不同；也可能是"整合护理"，因为整合护理强调在不同的服务提供者和护理级别之间进行有效的信息和资源整合，这与延续护理的目标相似，提供连续且协调的护理，以优化患者的治疗结果。尽管两者都强调了护理服务的连续性和整合性，但整合护理更广泛地涉及不同服务和部门之间的协作。

同位关键词有助于在相关领域内进行横向搜索，可能发现新的研究视角或相互关联的领域，找到概念上相近的文献。

当我们需要更多的关键词辅助进行文献检索的时候，该如何向AI提问呢？以下位关键词为例，你可以参考以下提问方式。

提问

> 我正在研究"数字化护理"，这是一个专注于"如何有效利用数字技术提升护理质量"的领域。"数字化护理"是一个学术关键词，请基于这个关键词，为我生成10个相关的下位关键词。这些下位关键词将有助于我扩展研究视野，更好地理解"数字化护理"在更广泛的"医疗或健康管理领域"中的定位。

AI回答

根据您的研究方向，以下是10个与"数字化护理"相关的下位关键词，这些关键词有助于您扩展对数字化护理在更广泛医疗或健康管理领域中的定位的理解。

① 远程护理（telecare）：利用通信技术提供远程健康监测和护理服务。

② 电子健康记录（EHR）：电子化存储患者健康信息，以便随时访问和共享。

③ 健康管理平台（health management platforms）：整合多种数字工具来跟踪、管理患者健康状况。

④ 智能健康设备（smart health devices）：智能手表、可穿戴设备等，用于实时监测患者的生理指标。

⑤ 移动健康（mHealth）：通过手机应用程序进行疾病管理、健康监测和患者教育。

⑥ 健康数据分析（health data analytics）：利用大数据分析患者健康信息，提供个性化的护理方案。

⑦ 人工智能与护理（AI in nursing）：AI在护理工作中的辅助作用，如预测患者需求、优化护理流程等。

⑧ 护理机器人（nursing robots）：通过机器人技术进行患者护理，特别是老年护理领域的护理。

⑨ 虚拟护理（virtual care）：通过视频咨询、远程诊断等方式提供护理服务，在偏远地区尤为重要。

⑩ 数字健康教育（digital health education）：通过数字平台进行护理人员或患者的健康教育和培训。

这些关键词可以帮助您深入了解数字化护理在提升护理质量、优化患者管理及整体医疗体系中的多种潜力和应用。

那么除了这样提问，还可以怎么提问呢？下面再给大家提供两种提示词。

目标导向提示词

> 我正在对"循证护理"方向进行研究，鉴于对研究视野的扩展需求，探索该领域的具体应用和细分研究方向。"循证护理"是一个学术关键词，我需要获得一组能够涵盖此关键词更具体内容的下位关键词。请基于这一目标，提供10个适合的下位关键词。

研究深化提示词

> 作为专注于慢性病管理的护理研究者，我当前的研究集中于"精准护理"在综合慢性病护理模式中的实施。检索关键词为"精准护理"，我需要从更具体的临床实践和护理干预角度，深入了解与该主题相关的细分领域。请提供10个能够揭示"精准护理"具体应用和干预策略的下位关键词，以帮助识别潜在的创新点和研究方向。

这几种提示词的提问方式都可以作为扩展关键词的参考，通过这样的提问，我们就有了更多关键词，在进行文献搜索的时候可以帮助你检索到更具体的研究方向，确保你的文献回顾不限于个别专题。

同理，当我们需要同位关键词或上位关键词的时候，也可以采用这几种结构化的提问方式，让AI大模型生成更科学和精确的关键词列表，增强关键词搜索的相关性和深度，确保研究过程的严谨性和效率。

2. 模型实操——SGCM模型四步法，轻松搞定文献综述

有了更多关键词后，我们该如何使用SGCM模型呢？本章节以"预防经口气管插管非计划性拔管"研究方向为例进行探索。

第一步：SGCM模型中的S阶段——Search（检索）

S阶段第一步的文献检索方法如下。

（1）选择合适的数据库 对于护理领域的研究，以知网数据库为例，它为我们提供了广泛的中文医学文献资源，非常适合寻找国内外研究的中文报道和翻译。另外，也可以辅以PubMed、EMBASE（荷兰医学文摘数据库）等数据库，来获得更全面的国际视角。

（2）构建搜索策略 在选择了合适的数据库后，需要构建高效、精确的搜索策略，最大限度地找到与特定研究问题或主题相关的高质量信息。那么如何构建高效的搜索策略呢？可以选择通过结合主题词、自由词以及布尔逻辑词来构建这样的搜索策略。

主题词（descriptors）：是数据库中预定义的标准化词汇，用来描述文献的主要内容。主题词是受控的，意味着它们能帮助统一不同作者可能使用的术语，避免由于同义词或相关词的多样性导致的搜索混乱。主题词可以帮助我们准确检索出与研究主题直接相关的文献，因为它们反映了文献的核心主题或领域。例如，在医学数据库中，"tracheal intubation"（气管插管）可能是一个标准化的主题词。

优点：提高搜索的精确性和相关性。

自由词（free words/keywords）：自由词是研究者根据自己的理解自由选择的关键词，这些词可能不包括在标准的主题词库中，但能够捕捉到最新的研究趋势或特定的研究领域。特别适用于检索新兴的研究主题或特定的案例研究，更具时效性和创新性。例如，"非计划性拔管"作为自由词可以捕捉更多的相关文献。

优点：提高搜索的广泛性和灵活性。

布尔运算符（Boolean operators）：包括AND、OR和NOT在内，是用来组合搜索关键词的逻辑运算符，用于构建复杂的搜索策略，能够精确控制哪些词必须出现、哪些词可能出现以及哪些词不能出现在搜索结果中。

AND（与）：用于连接两个或多个关键词，列出同时包含所有这些关键词的文献。使用AND可以使搜索结果更精确。

OR（或）：用于连接两个或多个关键词，列出至少包含这些关键词中任意一个的文献。使用OR可以扩大搜索范围，特别是当关键词可能有多种相关表达时非常有用。

NOT（非）：用于排除包含特定关键词的文献。使用NOT可以帮助排除不相关的结果。

例如，搜索"气管插管 AND 非计划性拔管"将列出同时包含这两个术语的文献，而使用"气管插管 OR 拔管"就可以扩大搜索范围，将列出包含任一术语的文献。

优点：布尔逻辑词能帮助你精确控制搜索的范围，避免不必要的结果，使文献检索更加高效和精准。

（3）执行和优化搜索　在知网数据库中，利用上述策略进行搜索，筛选出与"预防经口气管插管非计划性拔管"直接相关的40篇文献或更多。根据列出的结果数量和质量，调整关键词和逻辑组合，细化或扩展搜索条件，确保获取最相关和最新的研究文献。

对搜索结果进行初步筛选，剔除那些与研究主题不相关或质量不高的文献，选择最有价值的文献进行深入分析。

（4）文献摘要的导出与准备　从选定的文献中导出摘要，这些摘要作为数据输入，用于下一步的AI分析。要确保摘要的完整性和信息的丰富性，这样AI大模型才能从中提取有价值的信息。

S阶段第二步是利用AI大模型进行分析。

将导出的40篇文献摘要"提供"给AI大模型，让大模型学习这些摘要中的内容和上下文。AI就会基于它先进的自然语言处理能力来识别和提取与研究选题相关的和高质量的问题。通过这种方式，AI就可以帮助我们从大量数据中快速识别关键的研究问题，为后续的研究方向和深入分析奠定基础。

第二步：SGCM模型中的G阶段——Group（分组）

在进行护理研究时，我们通常要从已有的研究成果中寻找线索和证据，以便更好地理解某个主题。通过SGCM模型的第一阶段，即搜索（S）阶段，我们已经从数据库中检索出40篇与主题相关的高质量文献摘要。这些摘要来自不同研究者的工作，包括研究领域的最新进展和关键发现，涵盖了主题的多个方面，为我们提供了全面的信息和视角。

现在，我们进入了SGCM模型的第二步，即分组（G）阶段。在这个阶段，我们的目标是将这40篇文章摘要进行分类。这么做的目的是希望能够更清晰地看到这些研究之间有什么联系和不同。例如，一些研究可能使用了实验的方法来验证某种假设，而另一些研究可能通过调查问卷来收集数据。通过识别和比较不同研究的方法、结果及它们对主题的具体贡献，我们可以更好地理解哪些研究方法在进行主题探讨时最有效，哪些结果可以为未来的研究提供新的方向。

通过分组，我们可以识别出各个研究的特点和贡献，构建结构化的文献框架。这个框架可以按照研究方法（如实验设计、观察研究等）、研究主题（如疾病预防、治疗方法、患者响应等）、研究结果（如正面、负面、无显著差异）等不同角度来组织文献。这种信息的整理可以让我们看到整个研究领域的发展态势，了解哪些问题已经被广泛研究，哪些问题还需要进一步探索。

提问

你已经完成了与"预防经口气管插管非计划性拔管"有关的40篇文献摘要的学习，请根据研究主题、研究方法、研究结果对这40篇文献进行有效分类，并进行分析和对比。

AI回答

在进行文献分类时，您可以根据以下主要标准来精确地分组。

1. 研究主题：指文献聚焦的核心问题，如气管插管后吞咽功能障碍、非计划性拔管的预防等。这有助于区分每篇研究的具体关注点。

2. 研究方法：分析每篇文献采用的研究方法，比如问卷调查、前瞻性/回顾性研究、系统评价、随机对照试验、风险评估模型等。这有助于理解研究的设计和实施方式。

3. 主要结果：关注每篇文献中的关键发现，例如影响因素、预防措施的有效性、策略实施的结果等。这有助于评估研究的贡献和实用价值。

其次，还可以考虑以下附加标准。

1. 样本特点：如样本大小、样本来源（比如特定地区的医院）、样本类型（例如ICU护理人员或患者）。这有助于判断研究的适用范围和局限性。

2. 统计显著性：考查研究结果的统计数据和显著性水平，有助于评价研究结果的可靠性和普适性。

通过这些分类标准，我们可以更系统和科学地组织和比较文献，以更清晰地理解各项研究的重点和结果。下面是对40篇文献按照研究主题、方法和结果进行的分类。

序号	文献标题	研究主题	研究方法	主要结果
1	重症监护室护理人员对气管插管患者拔管后吞咽功能障碍预防知信行问卷调查	吞咽功能障碍预防知识、态度、行为(KAP)调查	横断面研究、多变量分析	识别了影响态度和行为的因素，如学历和职称
2	预防成人经口气管插管非计划性拔管集束化护理策略应用效果的持续追踪与评价	预防成人非计划性拔管的集束化护理策略长期追踪评价	长期追踪研究、描述性统计分析	非计划性拔管率持续为0，实施集束化护理策略后护理质量提高
3	非计划性拔管评估及临床决策支持信息系统的开发与应用	非计划性拔管评估及决策支持信息系统开发与应用	干预性研究、前后对比评估	非计划性拔管数量显著减少，系统提高了护理决策的效率与水平
4	ICU患者外周动脉导管非计划性拔管风险预测模型的构建及验证	构建ICU患者外周动脉导管非计划性拔管风险预测模型	模型建立与验证研究（使用logistic回归分析）	构建的风险预测模型预测效果良好，有助于预防性护理措施的实施
5	成人气管插管非计划性拔管风险评估量表的构建	成人气管插管非计划性拔管风险评估量表的构建	德尔菲法、层次分析法	成功构建了量表，量表具有较高的信度和效度
6	气管插管非计划性拔管预警及决策支持系统的研发与应用	气管插管非计划性拔管预警及决策支持系统的研发与应用	干预性研究、前后对比评估	提高了UEE预防措施执行率，未发生UEE事件
7	广东省护士非计划性拔管预防认知与个体和组织行为差异的研究	广东省护士非计划性拔管预防认知与行为差异的研究	横断面研究、统计分析	发现护士对预防措施的认知优于执行，提出采取综合措施
8	品管圈管理模式对重症监护病房非计划性拔管事件发生率的干预效果	品管圈管理模式对ICU非计划性拔管事件的干预效果	干预性研究、对比分析	品管圈活动显著降低了非计划性拔管率，提高了医护人员的自律性和主动性
9	家属参与式危机管理预防ICU气管插管患者非计划性拔管效果探讨	家庭参与式危机管理预防ICU气管插管患者非计划性拔管的效果	随机对照试验（RCT）或准实验性设计	家庭参与式危机管理显著降低了非计划性拔管率，提高了患者及家属满意度
……	……	……	……	……

在上述的案例中，AI生成的表格汇总了关于"预防气管插管非计划性拔管"文献的关键研究。这些研究覆盖了从问卷调查到随机对照试验等多种研究方法，目的就是要找到最有效的策略来降低重症监护中非计划性拔管的风险。通过表格，我们可以观察到以下几点。

① 文献内容的全面性：所选文献涵盖了从理论探讨到实际应用的各个层面，涉及不同类型的研究方法，这些研究从多角度探讨了预防气管插管非计划性拔管的策略，包括技术和方法的革新、对护理实践中影响因素的深入分析等，显示了护理领域对这个问题的全方位关注。例如，文献中讨论了气管插管后患者的生理需求，探讨了护理策略对提高患者安全的潜在效益等。

② 数据的相关性：在护理研究中，选择恰当的数据分析方法对于确保研究结果的有效性和可靠性非常重要。AI通过精确的方法论描述，将每项研究的数据收集和分析过程都清晰地展示出来。例如随机对照试验、多变量分析等，这种方法的适当使用强化了研究结果的信度。

③ 分类的逻辑性：表格的分类将文献按照研究方法进行了组织，每一种分类都反映了使用的研究方法是什么，也体现了研究的目的和深度。这种可视化表格可以帮助我们快速理解各项研究的设计和执行方式。提高了信息的可检索性，也方便了对比分析，让我们能根据具体的研究方法和结果进行深入讨论。

④ 总结的严谨性：表格中的总结概括了每项研究的主要成果，提供了实践指南和改进建议。这对于在快节奏的医疗环境中迅速做出基于证据的决策特别有价值。另外，这种总结方式还强调了研究结果的应用前景和实际影响，进一步促进了研究成果的临床转化。

第三步：SGCM模型中的C阶段——Critique（批判）

在完成了对相关文献的系统化分类和总结之后，下一个重要步骤是进行批判性分析。这一步是SGCM模型中的"C"阶段，也就是批判阶段。这个阶段的，目标是深入挖掘和分析现有研究的核心观点和重要贡献，同时识别这些研究的局限性和它们在实际护理实践中的适应性。这是我们找出研究缺陷，并理解这些缺陷对实际应用的影响，以及找出如何改进未来研究和实践的重要一步。

批判性分析首先需要识别研究主题背后的基本理念或假设，详细考察每项研究提出的主张或解决方案的效果，理解理论基础，评估研究方法是否科学、数据是否充分、分析是否深入以及结论是否合理。例如，一个研究可能主张特定的护理方法可以改善患者结果，而我们需要评估这项主张的理论依据及实证支持的强度。通过这些分析，可以揭示研究在理论和实践中的强项和短板。

批判性分析还需要探讨研究的实用性，也就是这些研究成果在实际护理操作中的可行性和适应性。例如，一个理论或模型在学术上可能非常先进，但如果在日常护理实践中难以应用，或者成本过高、操作复杂，那么实用价值就会大打折扣。批判性分析就需要指出这些问题，并提供可能的改进方向。

批判性分析的终极目标是促进知识的深化和应用的创新。通过对现有研究成果的深入剖析，帮助研究人员和护理专业人员识别新的研究方向，改进实践方法，最终提高护理服务的质量和效果。

在这个步骤中，AI如何帮助我们获得更有价值的分析结果呢？

提问

我是一名护理研究人员，正在进行预防经口气管插管非计划性拔管的文献综述部分的撰写，你是资深的核心期刊评审专家，请你帮我分析并指导，在讨论预防经口气管插管非计划性拔管时，这些文献提出了哪些核心观点？这些研究为预防经口气管插管非计划性拔管的理解和应用作出了哪些重要贡献？这些文献在探讨预防经口气管插管非计划性拔管过程中，有哪些明显的研究空白或方法论局限？如何评价这些文献在研究设计、数据分析或结果解释方面的不足？请你对这些文献进行批判性分析以识别潜在的改进方向，并提出还有哪些创新的研究方法或实验设计可以填补现有的研究空白。

这样的提问展示了我们希望深入探讨和系统化理解复杂护理实践问题的迫切需求和希望AI针对研究的关键领域进行全面分析的指导方向，比如核心观点、重要贡献、研究局限、数据分析的不足和潜在的改进方向等。

AI回答

在分析和指导关于预防经口气管插管非计划性拔管的文献综述时，我们可以根据以下几个方面来深入理解这些研究的核心观点、贡献、局限和潜在的改进方向。

核心观点与重要贡献

1. 集束化护理策略的效果：文献表明集束化护理措施可以有效降低非计划性拔管的发生率。这些策略包括标准化的护理程序、连续监测和周期性评估。

2. 信息系统与临床决策支持：发展信息技术应用，如临床决策支持系统和预警系统，已被证明能够减少非计划性拔管事件，通过实时数据监控和风险评估改善护理质量。

3. 风险评估工具的开发和验证：一些研究专注于开发和验证风险评估工具，如量表和预测模型，这些工具能帮助临床医生和护士识别高风险病人，进而采取预防措施。

4. 干预措施的实施：干预措施研究提供了实证数据支持，证明家属参与、品管圈管理模式等可以显著降低非计划性拔管的发生率。

明显的研究空白或方法论局限

1. 长期效果的缺乏：大多数研究聚焦于短期内预防策略的效果，缺少对长期影响和持续性效果的评估。

2. 样本多样性和代表性：许多研究局限于特定地区或医院，缺少广泛的地理和人口覆盖，这限制了研究结果的普适性。

3. 干预措施的标准化：不同研究间干预措施的标准化和一致性不足，使得研究结果的比较和综合分析变得困难。

研究设计、数据分析或结果解释的不足

1. 数据质量和分析深度：一些研究可能未使用高级统计方法来分析数据，这可能影响结果的解释力。

2. 因果关系的证明：很多研究仅能展示相关性而非因果关系，尤其是横断面研究和回顾性研究。

改进方向和创新研究方法

1. 随机对照试验：设计随机对照试验来评估不同干预措施的效果，以提供更高级别的证据。

2. 多中心和国际合作：扩大研究的地理覆盖范围，进行多中心、跨国研究，增强结果的普适性和可靠性。

3. 长期跟踪研究：实施长期跟踪研究以评估干预措施的持久效果和患者的长期健康结果。

4. 利用大数据和人工智能：开发和利用基于人工智能的预测模型，以实时监测和预测非计划性拔管的风险，提高预防措施的精准度。

5. 系统性审查和元分析：进行系统性审查和元分析，以整合现有研究，明确不同策略的效果和最佳实践。

通过上述批判性分析和提出的创新研究方法，您的文献综述可以更全面地阐述现有知识，识别研究空白，并为未来的研究方向提供指导。这将有助于推动该领域的知识前进，改善临床实践。

AI的回答中囊括了从集束化护理策略的效果、信息系统的使用，到风险评估工具的开发等多方面的贡献，指出了研究设计、样本代表性和数据分析方法的不足，为我们提供了清晰的研究现状地图，特别是AI提出的改进方向和新的研究方法，都是具有前瞻性的建议。

如果你认为AI的这个回答中，某个部分分析得不够深入，还希望有更深入地分析的时候，你该怎么办呢？以"核心观点与重要贡献"为例，你可以这样进行追问。

追问+1

很好，您上述提供的分析关于"预防经口气管插管非计划性拔管"的文献的核心观点和重要贡献非常好，但我觉得分析可能还不够全面，请更详细地说明以下几个方面。

① 在提到集束化护理策略、信息系统和决策支持、风险评估工具等方面，哪些具体的研究成果对实际临床实践有直接的影响？

② 这些文献中有哪些创新的研究发现是之前文献中未曾提及的？

③ 在这些研究的实施过程中，有哪些新的理论或模型被提出？对预防策略的理解有何深化？

④ 如何评价这些文献在推动该领域知识发展方面的具体贡献？

通过这样的追问，AI就能根据你的需求进一步详细深入地分析。其他部分同理。所以我们看到，AI的分析在确保科学严谨性的同时，能够快速整合大量数据，提供基于证据的建议。

第四步：SGCM模型中的M阶段——Map（映射）

接下来，我们进入第四步，映射阶段。在这个阶段，我们需要基于前面AI进行的批判性分析和文献分类的结果，进一步加强深挖，得到新的理论框架，并根据前面的文献供给、AI分析结果及生成的所有材料进行整合，最终生成文献综述部分的初稿。

那么在这一步，我们首先需要做的就是理论框架的分析。

提问

> 基于批判性分析和文献分类的结果，构建一个新的理论框架来更好地理解和解释"预防经口气管插管非计划性拔管"，请描述新理论框架的主要组成元素及相互关系。

AI回答

> 为了更好地理解和解释预防经口气管插管非计划性拔管（UEE）的研究，可以构建一个多维理论框架，该框架综合了人、过程、技术和环境等多个维度。以下是新理论框架的主要组成元素及其相互关系。
>
> **新理论框架的主要组成元素**
>
> 1.人员因素
>
> 培训与教育：包括针对医护人员的专业培训，以增强对UEE风险的认识和预防技能。
>
> 行为与态度：医护人员对UEE预防措施的接受度和实施意愿。
>
> 团队合作：多学科团队合作的强化，包括医生、护士、呼吸治疗师等。
>
> 2.过程因素
>
> 集束化护理措施：标准化的护理措施，如定期评估患者状况、进行安全检查等。
>
> 风险评估：定期进行患者UEE风险的评估，如使用量表或预测模型来识别

高风险患者。

3.技术因素

决策支持系统：利用信息技术开发的决策支持工具，如实时监控系统和预警系统。

数据分析：大数据和人工智能技术在UEE预防中的应用，提高风险识别的准确性。

4.环境因素

医院政策和流程：医院层面对UEE预防的政策支持，如制定相应的预防策略和流程。

物理环境：如病房布局、设备安全性的优化。

相互关系

人员因素与过程因素：培训和教育可以提高医护人员对集束化护理措施的遵守度，进而影响过程因素的有效实施。

技术因素与过程因素：通过技术手段提高过程因素的效率，例如，使用决策支持系统来优化集束化护理措施的实施。

环境因素与其他所有因素：医院政策和物理环境支持人员、过程和技术因素的有效整合，为UEE预防创造有利条件。

技术因素与人员因素：技术工具的使用依赖于医护人员的接受和应用，反之，技术的进步也推动人员技能和知识的更新。

通过这一理论框架，可以全面理解和分析预防经口气管插管非计划性拔管的复杂性，并为未来的研究和实践提供指导。这种综合性的框架有助于识别和填补现有研究和实践中的空白，从而更有效地减少UEE事件的发生。

在本次提问和回答的过程中，我们的目标是构建一个新的理论框架来更好地理解"预防经口气管插管非计划性拔管（UEE）"的研究。AI在这一步的回答中详细地描述了一个多维理论框架，这个框架综合了人、过程、技术和环境四个主要维度，每个维度都具体列出了相关的子元素，讨论了这些维度之间的动态相互作用。

当AI帮我们分析了新的理论框架后，还有一个重要的环节，就是文献综述的撰写模板，我们撰写一篇高质量的文献综述，是在对已有学术研究进行总结，也是深入洞察和批判性思考的体现。这个过程要求护理科研人员具备敏锐的观察力，能够精确地捕捉和比较各种学术观点，并在此基础上形成自己的见解。下面是我给大家撰写的一个文献综述模板，大家可以参考，希望能够帮助你更好地理解和掌握这个过程。

文献综述撰写模板如下。

在×××观点下，介绍了该观点及其在实际中的应用，例如，×××学者提出的×××理论（引用），该理论被广泛认为是×××领域的基石。随后，本文详细讨论了支持和反对的不同学术观点。例如，一方面，×××学者（引用）的研究支持该观点，认为它有效地解释了×××现象，其研究结果表明×××。另一方面，×××学者（引用）则提出批评，指出该观点在处理×××方面的局限性，其研究发现×××问题未能得到有效解决。

此外，方法论的选择和应用是评价这些研究的重要方面。多数研究采用了×××方法，但关于这些方法的适用性和局限性存在争议。例如，×××学者（引用）指出，尽管×××方法在数据收集方面有效，但在×××方面可能导致偏差。

尽管已有研究在解释×××现象方面取得了进展，但在×××领域仍存在明显的研究空白。特别是在×××方面，未来的研究应更深入探讨×××观点的适用范围和限制，以及如何通过新的视角来补充和扩展现有知识。

综上所述，本文通过比较不同学者的观点和方法，总结了×××领域的主要发展，指出了研究的不足，并为未来的研究提供了方向，旨在推动该领域的进一步发展。

同样，这个撰写模板也要提供给AI进行学习，作为生成文献综述的材料之一。

这些基本工作都完成后，如何生成文献综述内容呢？

提问

我是一名护理科研学者，正在进行关于"预防经口气管插管非计划性拔管"的文献综述部分的撰写，你是资深的核心期刊评审专家，请结合上述文献材料、批判性分析结果和理论框架，参考文献综述撰写模板，撰写围绕"预防经口气管插管非计划性拔管"的文献综述。要求：请将参考文献按照（作者，年份）的格式引用至正文中，并在文章底部提供完整的参考文献列表。确保文风流畅，符合学术逻辑性，注意文献综述的结构清晰、论述连贯。篇幅500～600字。

AI回答

随着重症护理的发展，对经口气管插管非计划性拔管（unplanned endotracheal extubation, UEE）的预防研究显得尤为重要。本文全面分析UEE领域的理论发展和实际应用，并探讨其对未来研究方向的启示。

在预防UEE的理论框架下，本综述介绍了集束化护理措施、风险评估模型、信息技术应用以及持续教育与监控的基本观点及其在实践中的应用。例如，张静等（2024）提出的风险评估量表，被广泛认为是预防UEE的基石。随后，本文详细讨论了支持和反对集束化护理策略的不同学术观点。一方面，夏欣华等（2023）的研究支持该理论，认为它有效地减少了UEE事件，其研究结果表明集束化措施能显著降低UEE率。另一方面，王攀峰等（2022）则提出批评，指出集束化措施在处理极高风险患者方面的局限性，其研究发现这一问题未能得到有效解决。

多数研究采用了定量方法，但关于这些方法的适用性和局限性存在争议。考虑在定量风险评估在数据收集方面有效，但在文化敏感性方面可能导致偏差。

尽管已有研究在解释UEE现象方面取得了进展，但在综合技术应用和个体化护理策略的开发方面仍存在明显的研究空白。特别是在如何通过新的信息技术来监测和预警UEE风险方面，未来的研究应更深入探讨（向洋等，2022）。

综上所述，本文通过比较不同学者的观点和方法，总结了预防UEE的主要理论和方法论发展，指出了研究的不足，并为未来的研究提供了方向，旨在推动该领域的进一步发展。创新点在于提出了一个综合技术和人文关怀相结合的新理论框架，以及强调了个体化护理策略的重要性。

参考文献：略

　　通过这样的交互提问，AI快速生成文献综述，并附带参考文献。同样，我们要时刻谨记科研的严谨性，时刻带着批判性思维去审视AI生成的内容，例如，AI生成的某句话的来源，一定是正确的吗？数据的真实性是否可靠？参考文献的引用务必要严谨，切不可有投机取巧的心理。

第 **6** 章

研究对象部分：AI的精准选定与描述

在护理研究中，研究对象的选定直接关系到研究结果的准确性和可信度，这一点在传统研究中已经得到了广泛的关注。

随着AI技术的引入，研究对象的选择迅速进入新的时代。AI可以帮助我们优化选取过程，有效降低人为偏差，提高研究的代表性和可重复性。

我们需要认识到，研究对象的选择仅是一个"抽样"的过程吗？它涉及如何在复杂的患者群体中精准定位研究对象，如何确保样本的多样性和代表性，如何克服传统方法的局限。有了AI的加入，就会让这个过程变得更加数据化和智能化。在这一章节中，我们将深入探讨如何利用AI技术来优化研究对象的选择，进一步提升研究质量。

6.1　如何挑选合适的研究对象

选择合适的研究对象是每项护理研究的基础。我们在研究过程中要问自己：需要了解哪些人群？他们的基本特征是什么？他们的健康状况、生活习惯或疾病类型是否能代表我们要研究的整个群体？在大量患者中，哪些人应该被纳入研究？哪些人群的特征最能代表我们要研究的护理干预效果？

一旦明确了研究目标，接下来就要考虑如何在实际中选择合适的研究对象。

例如，如果你研究的是某种护理干预措施对糖尿病患者生活质量的影响，那么你的研究对象应该是糖尿病患者，并且最好是符合特定诊断标准的患者群体。

在这个过程中，AI可以发挥重要作用。AI技术通过分析大量的电子健康记录、诊疗数据等，能精准找到符合研究需求的对象。这种精准筛选，可以大大提高研究对象选择的效率和科学性，避免了传统人工筛选时可能出现的疏漏和误差。

6.2 研究对象描述的结构要素

在学术论文中，研究对象的描述应简洁明确，以确保读者能清楚地理解研究涉及的具体人群或样本，以及研究的范围和适用性。研究对象的描述通常由几个关键的结构要素组成，每个结构要素都有其特点和功能。

在撰写研究对象部分时，通常会涉及以下几个核心结构要素（图6-1）。

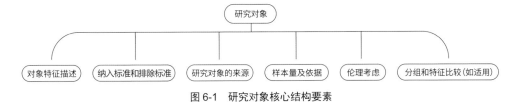

图 6-1 研究对象核心结构要素

1. 对象特征描述

包括研究对象的基本信息、健康状态、生活习惯等。举例：①人口统计学特征，如年龄、性别、职业、教育水平等；②健康状态，如疾病类型、疾病的严重程度、病程长短等；③生活习惯或行为特征，如饮食习惯、运动量、睡眠质量等。

2. 纳入标准和排除标准

明确研究对象的纳入标准和排除标准。纳入标准是指参与研究的基本要求，必须满足这些标准的人群才能进入研究；排除标准用于排除那些可能干扰研究结果的个体或具有某些特殊健康问题的个体。纳入标准和排除标准是互补关系。

3. 研究对象的来源

说明研究对象的获取途径和招募方式。清晰地描述研究对象来源，可以提升研究的透明度，增强研究结果的外推性和可信度。

（1）展示研究对象的地理位置　研究对象的地理位置直接影响到样本的多样性和研究结果的适用性。例如，研究对象收集于北京市、上海市和广东省，涵盖了北部、东部和南部不同区域的医院，确保研究样本具有较强的地域代表性。

（2）明确研究对象来自哪个医院　例如，研究对象可能来源于公立医院、私立医院、教学医院或综合医院等不同类型的医疗机构，那么不同类型的医院可能会影响样本的组成特征。

（3）具体描述研究对象来自的科室　护理学的研究对象一般是来自不同科室的患者，如急诊科、内科、外科、肿瘤科等。不同科室的患者群体可能在疾病类型、治疗方案和护理需求上存在差异。

4. 样本量及依据

阐述样本量的计算方法及科学依据。样本量通常是通过统计学方法来确定的，合理的样本量能够确保研究结果的有效性，避免因样本量过小导致假阴性或假阳性结果。

5. 伦理考虑

描述伦理审查和伦理批准情况，以及知情同意等伦理要求。例如，本研究已获得××医院伦理委员会批准（编号：××××）。

6. 分组和特征比较（如适用）

在涉及多组研究对象时，描述各组的划分方式及其特征。举例如下。

> 研究对象
> 　　2024年1～4月，采用目的抽样法选取江苏省3所三级甲等综合性医院心血管内科的护士为访谈对象。纳入标准：①有1～5年临床护理工作经验；②在心血管内科晚夜班中至少独立经历2次及以上的SCD（心源性猝死）事件；③能充分表达内心感受，具有良好的沟通及表达能力；④自愿参与本研究。排除标准：①处于规培阶段无晚夜班经历的新护士；②进修护理人员；③因病假、产假等脱离岗位者。本研究样本量以资料饱和无新的信息呈现为原则，共访谈护士12

名，年龄23~28岁，平均（25.58±1.44）岁，编号C1~C12,研究对象的一般资料见下表。本研究已获得本单位伦理委员会审查批准（2021-SR-282）。

研究对象的一般资料（n=12）

序号	年龄（岁）	学历	职称	工作年限（t/a）	心血管病房工作年限（t/a）	参加晚夜班年限（t/a）	晚夜班经历SCD事件次数（n）
C1	27	专科	护师	5	4	4	4
C2	28	研究生	护师	3	2	1	3
C3	26	本科	护师	4	3	3	5
C4	24	专科	护士	3	2	2	4
C5	25	专科	护士	3	2	3	3
C6	26	专科	护师	5	2	4	5
C7	24	本科	护师	3	2	2	2
C8	26	专科	护师	5	3	4	5
C9	23	专科	护士	2	2	2	2
C10	27	本科	护师	5	4	5	5
C11	25	专科	护士	4	3	3	4
C12	26	本科	护师	4	3	4	4

这个案例中研究对象部分的撰写更加直观，首先，研究对象的来源和选取方法明确说明：研究对象为来自江苏省3所三级甲等综合性医院的心血管内科护士，采用了目的抽样法进行选取，确保了样本的针对性和研究的深入性。

其次，研究对象的纳入标准和排除标准清晰列出。这些标准确保了研究对象在经验和背景上的一致性，提高了研究数据的可靠性。

另外，样本量设定为12名护士，基于质性研究中"资料饱和"原则确定，样本量足以获取有效信息。同时，年龄分布（23~28岁）和研究对象的一般资料进一步补充了研究对象的特点。

最后，研究已通过伦理审查，确保研究对象的权益得到保障。

这就是研究对象的撰写方式，清晰、具体、符合伦理标准，为研究的科学性和可信度奠定基础。

6.3 AI 拆解研究对象：精准提炼

在撰写研究对象部分时，需要确保抽样方法和纳排标准的科学性与合理性，一般要根据研究方向、选题和研究目标来精心设计。

6.3.1 AI抽样方法

抽样方法是在研究中从总体中选取样本的过程，通过抽样，我们可以在有限的时间和资源下，从较小的样本中推断出总体的特征。使用抽样方法的目的是确保所选择的样本能够代表总体的特点，以使研究结论具有广泛的外推性和科学性。

常见的抽样方法主要分为概率抽样方法和非概率抽样方法。概率抽样方法一般包括简单随机抽样、系统抽样、分层抽样、整群抽样等。非概率抽样方法一般包括方便抽样、判断抽样、配额抽样、滚雪球抽样等。

AI在抽样方法推荐方面主要体现在数据处理和分析能力上。假设以选题方向《ICU患者呼吸机相关性肺炎发生率与护理干预关系》为例。

提问

作为一名护理学硕士研究生，我正在筹备选题方向为《ICU患者呼吸机相关性肺炎发生率与护理干预关系》的学术论文。本研究将聚焦于重症监护病房（ICU）中使用呼吸机的患者，旨在探讨护理干预措施与呼吸机相关性肺炎（VAP）发生率之间的关系。计划采用横断面调查设计，结合描述性和相关性分析方法，以揭示护理干预对降低VAP发生率的潜在效果。预计收集200份数据样本，以确保研究结果的准确性和代表性。

考虑到可能影响研究结果的多种因素，如患者的基线特征、疾病严重程度、护理干预的类型和强度等，需要选择最适合的抽样方法，以减少偏差并增强研究的可靠性。请问，根据我的研究背景和目标，哪种抽样方法最适合？同时，我该如何精心设计我的抽样策略，以最大限度地降低样本选择偏差，并提升研究的整体可信度？

AI回答

根据您的研究背景和目标，最适合的抽样方法可能是分层随机抽样。这种方法可以根据ICU患者的不同基线特征（如年龄、性别、疾病类型、病情严重程度等）将样本分成不同的层级，然后在每个层级内随机选择样本。这有助于确保各个亚群体的代表性，从而减少样本选择偏差，增强研究结果的外部效度。

如何精心设计抽样策略？

1.确定分层标准：选择能够影响VAP发生率的关键因素作为分层标准，例如：

- 患者的年龄和性别

- 基本健康状况（如是否合并其他慢性疾病）

- VAP的高风险因素（如是否使用镇静药物、是否进行气管切开等）

- ICU内住院天数等

2.分层后随机抽样：在每个分层中，随机选择患者，确保每个分层都有代表性，避免某些群体的过度或不足代表。

3.样本量计算：确保每个分层中的样本量足够大，以便进行有效的统计分析。考虑到每个分层的患者可能不同，您可以通过样本量计算公式来确定每个分层内的最小样本量。

4.提高回收率：设计数据收集范围时，确保患者选择和护理干预与VAP发生相关的数据能够全面记录。例如，使用电子病历系统追踪患者的干预记录及VAP发生情况。

5.控制混杂因素：在分析时，可以考虑使用多元回归分析或其他统计方法来控制潜在的混杂变量（如疾病的严重程度等），以确保能够体现出护理干预的独立效果。

通过这些设计策略，您可以最大程度地减少抽样偏差，并增强研究结果的可信度。

AI根据研究目标和背景，能为我们推荐适合的抽样方法，在研究过程中可以很好地减少人为偏差。我们在设计研究方法或分析数据时，很容易受到自己的经验、观点或某些知识盲区的影响，而AI则不同，它能提供更客观的分析和建议，从而有效地避免这些偏差。

6.3.2　纳排标准

纳排标准主要用于明确哪些个体或群体应被纳入研究，哪些个体或群体应被排除。简单来讲，纳排标准的设定是以确保研究对象真正做到具有代表性、符合研究条件为目的。如果希望AI能给我们提供高质量的纳排标准，那就一定要提供详细的研究对象的相关信息，否则AI就很难正确地选择和分析样本，可能导致样本不具有代表性，不能准确反映我们研究的目标群体。

下面以选题方向《社会支持对青年2型糖尿病患者饮食行为的影响》为例进行提问。

提问

> 我是一名护理学术研究者，正在撰写关于《社会支持对青年2型糖尿病患者饮食行为的影响》的论文。研究设计为【横断面/实验等】研究方法，目标是探讨社会支持对青年2型糖尿病患者饮食行为的具体影响。研究对象为年龄18～35岁、病程≥6个月的2型糖尿病患者，符合《中国2型糖尿病防治指南（2020年版）》中的T2DM诊断标准，且能独立填写问卷调查表。希望您能帮助我设计研究对象的纳入和排除标准，请结合我的选题和研究设计提供指导。

AI回答

> 根据您的研究设计，以下是针对研究对象的纳入和排除标准建议。
>
> **纳入标准**
>
> 1.年龄范围：18～35岁之间，确保研究对象为青年群体。
>
> 2.病程要求：患2型糖尿病（T2DM）超过6个月。
>
> 3.诊断标准：依据《中国2型糖尿病防治指南（2020年版）》中的诊断标准确诊为2型糖尿病患者。
>
> 4.问卷能力：能够独立填写问卷调查表，具备一定的阅读与理解能力。
>
> 5.社会支持情况：可以根据研究设计中的衡量方法对社会支持的情况进行评估和干预（如适用）。
>
> 6.知情同意：参与者自愿参与并签署知情同意书。
>
> **排除标准**
>
> 1.并发症影响：患有严重并发症（如严重糖尿病肾病、糖尿病视网膜病变等）或其他严重疾病（如心血管疾病、肿瘤等），可能影响饮食行为的评估或

社会支持感知的患者。

2. 精神或认知障碍：存在精神或认知障碍（如抑郁症、阿尔茨海默病等），无法准确理解问卷内容或影响行为报告的患者。

3. 怀孕或哺乳期：因怀孕或哺乳期的特殊生理状态可能对饮食行为产生影响的患者。

4. 其他特殊情况：如正在接受其他形式的社会支持干预（如专业心理治疗、行为疗法等），可能干扰研究变量的研究对象。

这些纳入和排除标准将有助于确保研究结果的可靠性和针对性，同时也有利于确保样本的均质性。

AI提供了针对研究对象的纳入和排除标准的建议，通过这些标准，能够确保样本具有代表性、研究结果更具可信度，减少潜在偏差，为我们进一步制定纳排标准提供了有效的指导方向。

思考：

我们常常会面临这样的问题：AI能够基于大数据和算法提供更加精确的筛选结果，而这些结果也能根据不断变化的临床数据进行实时更新。AI能替代我们的判断吗？

答案：不能！它仅仅是一个强有力的工具，能够帮助我们更好地做出决策。

第**7**章

研究方法部分：AI让你有章可循

在护理学的研究中，选择合适的研究方法是确保研究质量和结果有效性的关键。AI技术为数据收集与分析提供了新的工具，也推动了研究方法的创新。在这一章中，我们将深入探讨护理学研究的常见方法，帮助你了解每种方法的适用场景及优势，以及SMCM模型（系统化方法构建法）的实践应用。

7.1 常见护理研究方法大起底

7.1.1 什么是研究方法?

在护理学的研究中，研究方法是我们进行科学探索、实现目标的重要工具，理解和掌握各种研究方法，能够帮助我们提升研究能力和研究的质量，确保我们的结论能为临床实践提供有力的支持。研究方法的正确选择与运用是需要不断反思和学习的。我们要认识到，每种方法都有独特的优势和局限，需要根据不同的研究目标、资源和环境进行深思熟虑后作出决策。

7.1.2 护理领域中常见的研究方法

为了更全面地理解护理现象、探索护理实践中的各种问题，我们常采用多种研究方法，其中，定量研究、定性研究以及混合方法研究是三种重要的方式（图7-1）。下面，我们将分别介绍这三种方法的特点和优势。

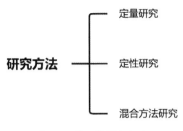

图 7-1 常见的研究方法

1. 定量研究

定量研究是我们在护理研究中常用的方法之一。它以数字和统计为基础，关注变量之间的关系。这种方法的优势在于能够提供明确的、量化的数据，使我们能检验假设和回答具体问题，比如某种护理干预是否有效。定量研究通过实验设计、问卷调查等方式收集大量数据。这些数据通过统计分析进行处理，得出具有普遍适用性的结论。对于我们来说，定量研究提供了一种系统化的方式去理解和验证护理现象。

2. 定性研究

定量研究虽然提供了很多有价值的数据，但它并不能完全揭示人们的内心世界。在护理实践中，患者的经历和感受同样重要。定性研究正是在这种背景下应运而生的。

定性研究为我们提供了一个不同的视角，是对人类行为的深层次理解，让我们能够深入了解患者的故事和护理人员的体验。当我们通过访谈或焦点小组讨论收集信息时，就是在听取他们的声音，也是在探索他们的内心世界，获取丰富的质性数据，这些数据为我们提供了更深刻的视角。

3. 混合方法研究

混合方法研究结合了定量和定性研究的优势，为我们提供了更全面的研究框架。在实际研究中，常常发现单一的方法难以充分回答复杂的问题。这时，混合方法研究为我们提供了综合的解决方案。通过同时运用两种方法，能够从多个维度探讨研究问题，获得更加全面的视角。

在护理学术领域，循证研究是近年来越来越受到重视的一种方式。很多护理研究者将循证研究称为新的研究方法，但循证研究通常应被视为一种研究方法的实践或一种研究策略，而不是一种独立的研究方法类别。它强调基于证据来指导护理实践，但并不单独作为一种研究方法被定义。

在选择研究方法时，我们不能忽视自身的实际情况，需要综合考虑资源的可用性、时间的限制以及研究团队的能力。选择合适的方法，是确保研究成功的前提。每种方法都有优缺点，我们需要在研究目标与可行性之间找到一个平衡点。

7.2 研究方法的选择与运用诀窍

7.2.1 研究方法的写作逻辑

在护理学的研究中，研究方法部分的写作逻辑并非一成不变，它通常会因不同论文的目的、研究类型和预期读者的需求有所不同。换句话说，不同的研究论文在撰写研究方法时，其逻辑结构和呈现方式会有所不同。

1. 定量研究的写作逻辑

定量研究侧重的是数据的可量化性和客观性，研究方法部分通常会按照"实验设计 → 数据收集 → 数据分析"（图7-2）的逻辑进行展开。首先需要清晰地说明研究的设计类型，详细描述如何选择样本、如何进行数据收集以及如何分析数据。定量研究的写作重点是突出数据的客观性和结论的普遍适用性。

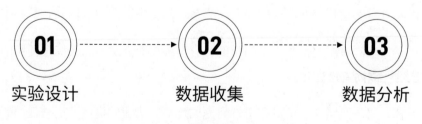

图 7-2 定量研究写作逻辑

2. 定性研究的写作逻辑

定性研究更注重理解个体或群体的行为和经历，写作逻辑侧重于"研究背

景 → 数据收集 → 数据分析"（图7-3）的过程。你需要详细说明如何选择研究对象，并解释选择特定方法（如深度访谈、焦点小组讨论等）的原因，还需要清晰阐述如何分析这些质性数据。在定性研究中，逻辑的流动会更加灵活，侧重于通过叙述性描述展示研究的深度和情感联系。

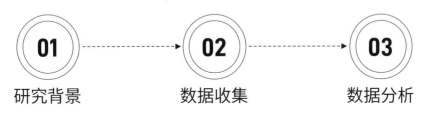

图 7-3 定性研究写作逻辑

3. 混合方法研究的写作逻辑

混合方法研究结合了定量和定性研究的优点，写作逻辑需兼顾两者的要求。这种写作常常采用"定量部分 → 定性部分 → 综合分析"（图7-4）的结构。在研究方法部分需要清晰地分别描述定量和定性部分的研究设计、数据收集和分析方法，明确阐述为何两种方法需要同时使用，它们是如何互相补充、相辅相成的。

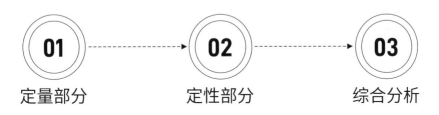

图 7-4 混合方法写作逻辑

研究方法的写作逻辑并不是固定的，它会根据研究类型、目标及使用的技术和方法的不同而有所变化。

7.2.2 研究方法的框架结构

虽然不同的研究类型有不同的写作逻辑，但研究方法核心部分的框架结构仍然可以在一定程度上保持一致。一般来说，研究方法核心部分的框架通常包括以下几个部分。

1. 研究设计

这部分通常是研究方法中最基础、最重要的部分，阐述研究采用什么样的设计。无论是定量研究的实验设计、定性研究的现象学研究，还是混合方法的综合设计，研究设计部分都需要详细描述。

2. 样本（研究对象）选择

样本的选择是研究方法框架中的基础部分，需要清晰说明样本的选择标准、数量和类型。

样本的选择并不是随意的，它需要符合研究问题和研究设计的要求。例如在进行一项关于老年人健康的研究时，研究对象可能是65岁以上的老年人，并且排除某些健康问题特别严重的人。

需要明确样本的数量和选择方法，确保研究样本具有代表性，并能有效支持研究结论。

在定量研究中，样本的选择会更注重数量上的代表性，而定性研究可能更注重深度访谈对象的选择，聚焦在特定的个体或群体的观点上。

3. 变量界定与操作化

明确界定研究中的关键变量及测量方式是研究方法的基础，尤其在定量研究中更重要。需要明确研究的关键变量是什么，并确保这些变量可以被准确测量。可以使用不同的工具来衡量这些变量。例如研究"健康"这个变量，但"健康"是一个抽象的概念，需要通过一些具体的指标来使其可操作化，如血压、体重、运动量等。

在定性研究中，变量的操作化往往不那么直观，但仍需要清楚地阐明你要研究的核心主题是什么，确保这些主题能通过访谈或观察收集到数据并清楚表达。

4. 信效度

什么是信效度？它是衡量研究工具是否可靠和有效的关键。如果数据收集工具不可靠，无论你有多好的研究设计，结果也可能不准确或不可信。信度是指研究工具是否稳定、一致，比如，问卷测量结果是否能在不同时间点得到一致的答案；效度是指工具是否能准确地测量想要测量的内容，能否真实反映研究变量。

确保信效度的方法有很多，例如通过前期的试点研究来测试工具的稳定性，或通过专家评审来检查工具的内容效度，还可以在研究中使用多个工具来验证结果。

5. 数据收集方法

数据收集方法也是研究设计中的一个关键部分。在这个部分，需要详细描述收集数据的具体方式，包括使用的工具（如问卷、访谈大纲等），还要描述数据收集过程中的实际操作步骤，如访谈的安排、调查的实施等。

6. 数据分析方法

数据分析部分是研究方法框架中的一大重点。这部分是将收集到的数据转化为有意义的结论的过程。无论做定量研究还是定性研究，都需要明确数据分析方法。

对于定量数据，可能会使用统计方法，如回归分析、方差分析、t检验等，来检验假设。需要说明使用了哪些统计工具，为何会选择这些工具。在定性研究中，数据分析更侧重于提取主题、归纳概念等过程。可以使用主题分析、内容分析等方法来分析访谈记录、观察笔记等数据。

无论哪种方法，都需要确保分析过程的可重复性，这样别人才能理解你的研究是如何得出结论的。

7. 伦理考虑

在研究方法部分，必须确保研究过程中的每一步都符合伦理标准，保护参与者的权益和隐私。特别是在涉及患者和敏感信息的研究中，伦理审批、知情同意等程序至关重要。需要说明研究是否经过伦理委员会的审批，是否符合相关的伦理规范；参与者是否清楚地知道他们可以随时退出研究，不会因此受到任何负面影响。

7.2.3 AI提取撰写模板

在前面的讨论中，我们已经分析了研究方法部分应包含的核心内容，这些内容为我们撰写研究方法部分提供了清晰的框架和指导。接下来，我们可以通过分析已发表的核心期刊中的研究方法部分，提取出常见的结构和写作技巧。这样能够帮助我们理解如何在实际写作中组织这些内容，还能为后续的论文写作提供高效的参考模板。

AI如何帮助我们提炼模板呢？你可以试试下面的提示词。

我将提供一篇论文中的研究方法部分内容，请根据该内容提炼出一个通用型的研究方法部分撰写模板。模板应包括研究设计、样本（研究对象）选择、变量界定与操作化、信效度、数据收集、数据分析、伦理考虑等核心部分，且结构要简洁、通用，适用于其他类似的学术论文，你明白吗？

AI回答"明白"，接下来我们以《吉布斯反思循环在护理硕士研究生腹膜透析临床教学中的应用》这篇核心期刊文献为例，将此文献中的研究方法部分的内容提供给AI，让它进行分析，通过提示词提问后生成的撰写模板如下。

根据您提供的研究方法部分内容，我已经提炼出一个通用的研究方法撰写模板。

1 对象与方法

1.1 研究对象

采用【抽样方法】从【研究时间段】选择在【研究地点】进行临床实践的【实验对象群体】。研究对象分为【对照组】和【试验组】，各组样本数为【x】和【y】。所有研究对象均为【年龄范围】、【具体背景】的【群体类型】。

研究对象的纳入标准包括：

①【纳入标准1】；

②【纳入标准2】。

研究对象的剔除标准包括：

①【剔除标准1】；

---

②【剔除标准2】。

1.2　研究方法

对照组采用【传统方法/对照干预】进行【操作描述】。

试验组在对照组基础上，采用【新方法】进行【操作描述】。

1.2.1　教学小组组成

教学小组由【x】名成员组成，具体包括：

【职称】负责【职责1】；

【职称】负责【职责2】；

【职称】负责【职责3】。

所有成员均具备【相关技能】。

1.2.2　教学实施步骤

第1周：

①【活动1描述】；

②【活动2描述】。

第2~3周：

①【活动描述】；

②【反思日记完成要求】；

③【方法和工具】。

第4周：

①【总结与临床应用】；

②【评价与反馈】。

1.3　评价方法

1.3.1　评价工具

使用以下工具进行评价。

【工具1名称】：此工具用于【测量目标】，包括【维度1】、【维度2】等，采用【计分方法】进行评分，总分【范围】。

【工具2名称】：此工具用于【测量目标】，包括【维度1】、【维度2】等，采用【计分方法】进行评分，总分【范围】。

1.3.2 资料收集方法

在【研究开始/结束时间】由【研究团队成员】负责向【研究对象】发放【数据收集工具】进行数据收集。所有研究对象必须【填写完整】。数据回收的有效率为【百分比】。

1.4 统计学方法

使用【统计软件名称】进行数据分析。采用【检验方法1】、【检验方法2】等统计方法，显著性水平设置为【$\alpha=0.05$】。

有了撰写模板，我们再写类似文章的时候，就有很强的可参考性，其他类型的文章提取模板的方式同理，大家可以尝试一下。

7.3 AI辅助研究方法SMCM模型：系统化方法构建法

7.3.1 SMCM模型介绍

在进行学术研究时，需要一种清晰、有序的框架来指导整个研究过程。SMCM模型就是这样一个帮助我们逐步构建研究框架的模型。它由四个主要步骤组成：系统化（Systematic）——方法论（Methodological）——构建性（Constructive）——建模（Modeling），每一步都为下一步的研究提供了必要的基础。

SMCM模型的四个步骤是紧密相连的（图7-5）。在研究开始时，系统化阶段明确研究问题和目标，确保整个研究过程能有清晰的方向和焦点；随后，方法论阶段涉及选择适当的研究工具和方法来收集和分析数据，回答研究问题；构建性阶段负责将前两步的理论和方法应用到具体的研究设计中，包括详细的实验设计和数据收集策略；最后，在建模阶段，将收集到的数据进行系统分析，通过建立模型来验证假设并形成最终的研究结论。这四个步骤相互依赖，确保研究从准备到执行到结论的每个环节都严谨有效。

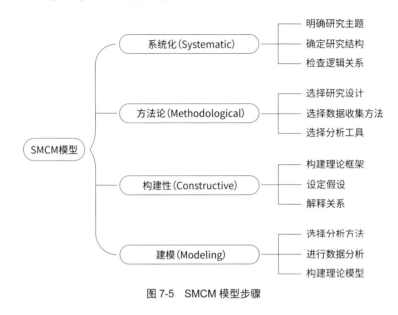

图 7-5　SMCM 模型步骤

7.3.2　AI模型应用：辅助研究方法步骤

本部分内容以虚拟选题《个性化护理方案对中青年2型糖尿病患者健康饮食行为的影响研究》为例。

第一步：系统化（Systematic）

在SMCM模型中，系统化是整个研究过程的起点。在研究中，系统化意味着首先要弄清楚研究的核心问题是什么，目标是什么。这一步非常重要，只有明确了研究问题，才能知道接下来要做什么。例如，如果研究的是"个性化护理对糖尿病患者的影响"，那就需要明确研究的具体目标——是要了解患者的健康行为变化，还是要验证护理方案的效果，或者探索不同护理方法对患者的具体影响。只有目标明确了，研究才有明确的方向。

系统化还能确定研究的范围和重点。这就意味着我们要筛选出哪些问题是最重要的，哪些内容是研究的核心，哪些可以暂时放一放。因为在研究中，会遇到很多信息和数据，只有在系统化阶段做好筛选，才能避免陷入过多的细节，确保研究聚焦在最关键的地方。

系统化也意味着要全面地理解和分析现有的研究背景，看看别人做过什么，已有的成果有哪些，研究中有什么局限性。了解这些，可以帮助你更好地定位自己的研究问题，找出创新点，避免重复工作。

其实系统化就是在研究开始前为自己设定清晰的目标，规划好研究的方向和范围，确保整个研究过程不会偏离主题，保持高效和有条理。这是所有研究的基础，如果这个阶段做得不够清晰，后续的研究很容易会走偏，浪费时间和资源。

如果我们将这个过程交给AI来协助，该如何有效地提出问题，才能帮助我们明确研究的方向呢？

第一问：明确研究主题

提问

> 我是一名硕士，我的专业是护理学，正在准备学术论文中研究方法部分的撰写，你是一名资深的硕博导师，已经在护理领域指导上千名护理学研究者成功发表核心期刊论文，请你对我进行指导。我的选题是《个性化护理方案对中青年2型糖尿病患者健康饮食行为的影响研究》，请围绕我的选题，帮我分析研究的核心问题是什么，并列出与研究主题相关的背景信息。

AI回答

> 针对你的研究主题《个性化护理方案对中青年2型糖尿病患者健康饮食行为的影响研究》，可以从以下几个方面分析核心问题和相关背景信息。
>
> **核心问题分析**
>
> 1. 个性化护理方案的定义和实施：如何定义个性化护理方案？该方案包括哪些具体内容（如营养指导、运动建议、心理支持等）？
>
> 2. 中青年2型糖尿病患者的特点：中青年患者在饮食行为和生活方式上有哪些特定的挑战和需求？他们的认知、行为及社会支持如何影响饮食选择？
>
> 3. 健康饮食行为的标准：什么样的饮食行为被视为健康的？如何量化和评估这些行为的改变？
>
> 4. 个性化护理方案的效果评估：如何评估个性化护理方案对饮食行为的具体影响？使用何种研究设计和统计方法？
>
> 5. 潜在的影响因素：除了个性化护理方案，哪些其他因素（如文化背景、

经济状况、教育程度）可能影响中青年2型糖尿病患者的饮食行为？

背景信息

1.糖尿病流行趋势：2型糖尿病在全球范围内的流行程度及其对健康的影响，尤其是中青年群体的增加。

2.健康饮食的重要性：饮食对2型糖尿病管理的重要性，尤其是通过饮食控制血糖和减轻并发症风险的科学依据。

3.个性化护理的理论基础：个性化护理的概念及其在慢性病管理中的应用，包括如何根据患者的个体差异制定护理计划。

4.相关研究：已有关于个性化护理方案及其对饮食行为影响的相关文献，特别是在糖尿病患者中的应用案例。

5.心理与社会因素：心理因素（如自我效能感、动机）和社会支持（如家庭、朋友的支持）在饮食行为改变中的角色。

在撰写研究方法部分时，结合上述核心问题和背景信息，可以帮助你更好地构建研究框架，明确研究目标和方法。

在系统化阶段明确研究主题的过程中，AI对《个性化护理方案对中青年2型糖尿病患者健康饮食行为的影响研究》的核心问题和背景信息的深入分析，为我们提供了一份详尽的指南。这个过程帮助我们理解了个性化护理方案的具体内容和实施方式，还阐明了中青年2型糖尿病患者的特定需求及健康饮食行为的标准。通过识别影响饮食行为的潜在因素和评估这些行为的方法，可以更精准地设计研究。

第二问：确定研究结构

提问

请你分析我的研究可以分为几个主要部分，请根据我的研究主题建立一个清晰的研究结构。

AI回答

针对你的研究主题《个性化护理方案对中青年2型糖尿病患者健康饮食行为的影响研究》，可以将研究分为以下几个主要部分，并建立一个清晰的研究结构。

研究结构建议如下。

1. 引言

研究背景

① 2型糖尿病的流行趋势

② 中青年患者的特殊需求

研究目的与意义

研究个性化护理方案对饮食行为的影响

2. 文献综述

① 个性化护理的理论与实践

② 糖尿病饮食管理的现状与挑战

③ 相关研究的回顾与分析

3. 研究方法

① 研究设计：描述性研究、干预研究或随机对照试验等。

② 研究对象：中青年2型糖尿病患者的选择标准。

③ 干预措施：个性化护理方案的内容与实施方式。

④ 数据收集：健康饮食行为的评估工具（问卷、访谈等）；其他相关数据（如血糖水平、生活方式等）。

⑤ 数据分析：统计方法与工具的选择。

4. 研究结果

个性化护理方案对饮食行为的影响

① 数据呈现（表格、图形等）

② 结果的统计分析

5. 讨论

① 研究结果的解读

② 与现有文献的对比

③ 研究的局限性

④ 对未来研究的建议

6. 结论

① 研究的主要发现

② 实践意义与应用前景

③ 对护理实践的建议

7. 参考文献

所有引用文献的整理

8. 附录

问卷、访谈提纲或其他相关材料

说明

这种结构能帮助你系统地展示研究的各个方面，从背景到结果，确保逻辑清晰、层次分明。每个部分都可以根据你的研究进展进行适当调整。

AI生成了一个详细的结构，但为了确保结构中每个部分的内容都与研究选题紧密相关，并能全面地支持研究目标，在进行学术研究时，仅有一个大致的结构是不够的，还需要详细地探讨每个部分应包含的核心内容和要素，才能更深入地理解如何有效地展开研究，确保每一步都能为回答研究问题提供必要的证据。

追问+1

请问每个部分应该包含哪些核心内容和要素，以支持我的选题？请以表格形式呈现。

AI回答

以下是关于你研究主题《个性化护理方案对中青年2型糖尿病患者健康饮食行为的影响研究》的每个部分的核心内容和要素。

研究部分	核心内容和要素
引言	①研究背景：2型糖尿病流行趋势、中青年患者的特殊需求 ②研究目的：阐明个性化护理方案对饮食行为影响的重要性 ③研究意义：为护理实践和政策制定提供依据 ④个性化护理的定义、理论框架与实践
文献综述	①个性化护理的定义、理论框架与实践 ②糖尿病饮食管理的现状与挑战 ③相关研究的回顾与分析，突出研究的创新点
研究方法	①研究设计：选择的研究类型（如随机对照试验、干预研究等） ②研究对象：纳入标准、样本量及招募方式 ③干预措施：个性化护理方案的具体内容（如营养指导、运动建议） ④数据收集：使用的工具（问卷、访谈等）、数据的类型与来源 ⑤数据分析：采用的统计方法、分析软件及预期的分析结果

续表

研究部分	核心内容和要素
研究结果	①数据呈现：图片、表格展示个性化护理方案对饮食行为的影响 ②结果分析：对结果进行统计分析与解释
讨论	①研究结果的解读与现有文献的对比 ②研究的局限性与潜在偏倚分析 ③对未来研究的建议，如何扩展研究的深度与广度
结论	①研究的主要发现 ②实践意义：如何在护理实践中应用个性化护理方案 ③对未来工作的展望
参考文献	所有引用文献的整理，确保格式规范
附录	研究工具（问卷、访谈提纲）、伦理审批文件或其他相关材料

这个表格详细列出了每个部分的核心内容和要素，可以作为撰写过程中的检查清单，确保每个研究步骤都得到充分考虑和恰当展开。

第三问：检查逻辑关系

提问

请问我的研究问题与目标、方法之间的逻辑关系是否清晰？是否与我的选题方向相一致？

AI回答

为了确保你的研究问题、目标和方法之间的逻辑关系清晰，并与选题方向一致，可以从以下几个方面进行分析。

1. 研究问题

明确性：你的研究问题应具体、可操作。例如，个性化护理方案如何影响中青年2型糖尿病患者的健康饮食行为？

相关性：研究问题要直接与选题相关，聚焦在个性化护理对饮食行为的影响。

2. 研究目标

一致性：目标应明确反映研究问题。例如，目标可以是"评估个性化护理方案对中青年2型糖尿病患者饮食行为的影响"。

可测量性：确保目标可通过具体指标进行评估，比如使用量表来测量饮食行为的改变。

3.研究方法

适用性：选择的研究设计（如随机对照试验、干预研究）应能够有效回答研究问题。

数据收集与分析：确保所使用的工具和方法（如问卷、访谈、统计分析）能够准确收集并分析数据，从而支持研究目标。

逻辑关系示例

研究问题：个性化护理方案如何影响中青年2型糖尿病患者的健康饮食行为？

研究目标：评估个性化护理方案在改善中青年2型糖尿病患者饮食行为方面的有效性。

研究方法：采用随机对照试验设计，使用问卷和访谈收集数据，应用适当的统计方法分析结果。

总结

如果你的研究问题、目标和方法之间存在清晰的逻辑关系，并且每个部分都直接支持选题方向，那么它们是一致的。如果在任何一方面有模糊之处，可以考虑进行调整和细化，以确保整体的连贯性和科学性。

确保研究问题、目标和方法之间的逻辑关系清晰，并与选题方向一致，是进行有效研究的基础。

这是SMCM模型的第一步——系统化，这个过程帮助我们细化了研究的具体方向。

第二步：方法论（Methodological）

在系统化之后是"方法论"，在这个阶段，需要选定最合适的工具和技巧，确保能有效地收集和分析数据，回答研究中提出的问题。

方法论这步主要是关于决定如何去做研究，包括选择使用问卷、进行个人访谈、观察实验或其他任何形式的数据收集方式。

这个阶段的挑战在于如何确保选择的方法能准确地回答研究问题。我们需要考虑的因素包括数据收集方法的可行性、成本效益，预期的结果类型等。

研究工具的设计也是这个阶段的重要内容。例如，在制作问卷时，需要精心设计问题，确保问题既能引导出想要的答案，又不诱导或限制受访者的回答。在准备访谈大纲时，同样需要确保问题开放、深入，让受访者详细地表达自己的观点和经验。

在这个环节中，AI能为我们带来什么呢？你可以尝试这样与AI进行互动。

第一问：选择研究设计

提问

在我的研究背景下，请针对已确定的选题进行分析，定性研究、定量研究和混合性研究的优势和劣势各是什么？请提供具体例子。

AI回答

在你的研究背景下，分析定性研究、定量研究和混合性研究的优势和劣势，可以帮助你选择合适的研究方法。以下是对每种方法的详细分析，并附有具体例子。

定性研究

1.优势

深入理解：能够深入探讨中青年2型糖尿病患者的饮食行为、态度和感受。

灵活性：研究过程中可以根据参与者的反馈调整问题，深入挖掘相关主题。

2.劣势

样本量小：通常样本量较小，可能影响结果的普遍性。

主观性强：结果分析可能受到研究者主观影响。

3.具体例子

采用访谈法，深入了解患者在接受个性化护理方案时对饮食行为改变的看法和感受，从而探索影响因素。

定量研究

1.优势

数据可量化：能够收集大量数据，通过统计分析得出明确结论。

结果普遍性：样本量较大时，结果更具代表性，易于推广。

2.劣势

忽视个体差异：可能无法捕捉个体在饮食行为方面的细微差异和感受。

缺乏深度：对某些复杂现象的理解可能不够全面。

3.具体例子

使用问卷调查法，量化患者在个性化护理方案实施前后的饮食行为变化，通过统计分析（如t检验）验证效果。

混合型研究

1.优势

综合视角：结合定性和定量方法，既能获得数据的广泛性，也能深入理解背景。

验证与补充：定量研究结果可以通过定性访谈进一步解释，增强研究的可信度。

2.劣势

复杂性高：设计和实施相对复杂，需要更多资源和时间。

数据整合挑战：定性与定量数据的整合可能存在困难。

3.具体例子

首先进行定量问卷调查，评估个性化护理对饮食行为的影响，然后通过定性访谈了解患者的具体体验和看法，从而形成更全面的结论。

总结

根据你的研究目标和实际情况，可以选择适合的方法或结合多种方法。例如，若希望了解患者在接受护理过程中的具体体验，定性研究可能更适合；如果希望评估护理方案的整体效果，定量研究会更有力；而混合型研究则能提供更全面的视角。

追问+1

请综合分析后说明哪些因素应考虑在内，以帮助选择适合我选题的研究设计。

AI回答

在选择适合你研究主题《个性化护理方案对中青年2型糖尿病患者健康饮食行为的影响研究》的研究设计时，可以考虑以下几个关键因素。

1. 研究目标

明确你的主要研究目标。如果你想深入理解患者的经历、态度和行为，定性研究可能更适合。如果你的目标是评估护理方案的效果并量化变化，定量研究则更合适。

2. 研究问题

确定研究问题的性质。研究问题是探索性的（适合定性研究）还是检验性的（适合定量研究）？例如，若你想了解个性化护理如何影响饮食行为的具体机制，定性方法可能更有价值。

3. 样本规模

考虑你能招募到的样本规模。定量研究通常需要较大的样本量以确保结果的统计显著性，而定性研究则通常依赖于较小的样本进行深入分析。

4. 数据收集方式

思考你将使用哪些工具收集数据。定性研究可能采用访谈或焦点小组的方式，而定量研究通常采用问卷调查的方式。如果你希望同时收集两种类型的数据，混合性研究将是一个合适的选择。

5. 时间与资源

评估可用的时间和资源。定性研究可能需要较长的时间进行数据收集和分析，而定量研究在数据收集后通常可以更快速地进行分析。混合型研究可能需要更多的时间和资源来整合两种数据。

6. 伦理考虑

考虑伦理问题，尤其是涉及患者的研究。无论是定性、定量还是混合型研究，都应确保对参与者的尊重和保护其隐私。

7. 研究的复杂性

混合性研究虽然可提供全面视角，但设计和实施较为复杂。如果你缺乏相关经验或资源，可能需要重新考虑选择单一方法。

8. 数据分析能力

考虑你的数据分析能力。定量研究通常需要掌握统计软件的使用方法，而定性研究则需要具备质性分析的技巧。混合性研究需要对两者都有一定的了解。

综合建议

定量研究：如果目标是明确量化护理方案对饮食行为的影响，建议使用定量研究。

定性研究：如果关注患者的个体体验和心理变化，建议采用定性研究。

混合性研究：如果希望结合量化的结果与定性的数据进行深入分析，混合性研究是一个很好的选择，但需确保有足够的时间和资源。

考虑这些因素后，你可以更有信心地选择适合你研究主题的方法。

AI大模型能够根据我们提供的信息迅速生成包含多角度考虑的解决方案。这种即时且全面的分析能力是AI的一大优势，特别适合处理需要综合多种因素的复杂决策问题。

按下来在选择数据收集方法方面，我们来看看AI是如何助推这个过程的。

第二问：选择数据收集方法

提问

针对我的研究主题，你认为哪些数据收集方法更适合？请给出推荐理由和具体实施步骤。

AI回答

针对你的研究主题《个性化护理方案对中青年2型糖尿病患者健康饮食行为的影响研究》，以下是几种适合的数据收集方法及其推荐理由和具体实施步骤。

1. 问卷调查

推荐理由

量化数据：能够收集大量样本，并量化饮食行为和健康状况的变化。

标准化：问卷可以设计为标准化工具，便于比较和统计分析。

实施步骤

① 设计问卷：包括基本信息（如年龄、性别、病史等）和饮食行为评估（如饮食频率、食物选择等）。

使用已验证的量表（如饮食行为量表、健康状况评估量表）。

② 预试问卷：进行小规模的预试，以确保问卷的清晰性和有效性。

③招募参与者：通过医院、社区或社交媒体招募中青年2型糖尿病患者。

④分发问卷：使用纸质或电子方式分发问卷，确保参与者能够轻松填写。

⑤数据收集：收集问卷并进行数据整理。

⑥数据分析：使用统计软件（如SPSS、R）分析数据，评估个性化护理方案的影响。

2. 深度访谈

推荐理由

深入理解：能够探讨患者对个性化护理方案的看法、经历和感受，获取更丰富的定性数据。

灵活性：访谈过程中可根据患者的反馈进行深入追问。

实施步骤

①制定访谈提纲：确定访谈主题，如护理体验、饮食行为变化等。

②招募参与者：在问卷调查后，选择部分参与者进行深度访谈，确保代表性。

③安排访谈：安排适当的时间和地点进行面对面访谈或电话/视频访谈。

④进行访谈：录音（征得同意后）并详细记录访谈内容，确保每位参与者的观点得到充分表达。

⑤数据分析：采用质性分析方法（如主题分析），提取访谈中关键主题和观点。

3. 观察法（可选）

推荐理由

直接观察：可以观察患者在实际环境中的饮食行为，获取第一手数据。

非侵入性：与问卷和访谈结合使用，可以验证参与者自我报告的饮食行为。

实施步骤

①确定观察指标：设定观察的具体内容，如餐饮选择、饮食习惯、社交环境等。

②选择观察对象：从问卷调查和访谈中筛选，确保选择多样化的代表性样本。

③进行观察：在自然环境中进行观察（如家庭、餐厅），记录参与者的饮

食行为。

④ 数据整理：将观察记录整理成可分析的数据，归纳出关键行为模式。

综合建议

结合方法：可以将问卷调查与深度访谈结合使用，以便从量化和质性两方面全面理解护理方案的影响。

伦理考虑：在数据收集过程中，确保参与者的知情同意权和隐私保护。

这样的数据收集方案将帮助你全面了解个性化护理方案对中青年2型糖尿病患者健康饮食行为的影响。

追问+1

你的分析非常好，请问如何选择样本更能确保代表性？

AI回答

确保样本的代表性是研究成功的关键，特别是研究个性化护理方案对中青年2型糖尿病患者健康饮食行为的影响时。以下是选择样本时需要考虑的几个步骤和方法。

1. 确定样本框架

定义目标人群：明确研究对象，即中青年2型糖尿病患者，通常年龄范围在18～45岁之间。

考虑地域：样本应来自不同地区（城市、乡村等），以反映不同的社会经济背景。

2. 确定样本规模

样本量计算：根据研究设计和预期的统计分析方法，使用样本量计算公式或软件（如G*Power）确定所需的样本量，以确保结果的统计显著性和可靠性。

3. 选择抽样方法

随机抽样：从目标人群中随机选取参与者，确保每个个体都有相同的机会被选中，从而降低选择偏差。

分层抽样：根据年龄、性别、病程等特征将目标人群分层，然后在每个层中进行随机抽样，以确保各层的代表性。

便利抽样：在时间和资源有限的情况下，可以选择便利样本，但需在分析时考虑其局限性。

4. 纳入和排除标准

纳入标准：

被确诊为2型糖尿病的中青年患者；

在特定时间段内愿意参与研究。

排除标准：

合并其他严重疾病（如严重心血管疾病）；

最近接受过与研究主题相关的干预（如其他营养干预研究）。

5. 伦理考虑

知情同意权：在招募参与者时，确保他们充分了解研究目的、方法和可能的风险，获得知情同意权。

隐私保护：承诺保护参与者的隐私，确保数据匿名处理。

6. 招募渠道

医疗机构：通过医院、诊所等专业机构招募患者，确保样本的真实性。

社交媒体与社区：利用社交媒体、健康论坛或社区活动宣传研究项目，吸引更多参与者。

7. 数据收集后的分析

评估代表性：在数据收集后，评估样本特征（如年龄、性别、疾病严重程度等）是否与总体人群相符，确保样本的代表性。

通过这些步骤，可以有效选择样本，以确保你的研究具有代表性和科学性。

在这个环节中，AI细致的建议能帮助我们从实际操作角度考虑如何有效地收集和分析数据，确保所采集的信息能够准确反映研究目标和提升研究的质量。

第三问：选择分析工具

提问

我是一名护理专业研究生，我的研究主题是《个性化护理方案对中青年2型糖尿病患者健康饮食行为的影响研究》，请问，结合上述分析，根据我可能收集的数据类型，我该使用哪些数据分析工具？

AI回答

根据你的研究主题《个性化护理方案对中青年2型糖尿病患者健康饮食行为的影响研究》以及你可能收集的数据类型，以下是一些合适的数据分析工具和方法的推荐。

1.定量数据分析工具

如果你使用问卷调查收集定量数据，以下工具将非常有效。

SPSS（统计产品与服务解决方案）

优点：用户友好，适合进行描述性统计、t检验、方差分析、回归分析等。

适用场景：用于分析饮食行为评分、比较干预前后数据的变化。

R语言

优点：开源、功能强大、可视化能力强，适合进行复杂统计分析。

适用场景：适用于多元回归分析、模型拟合、数据可视化（如ggplot2）。

Excel（电子表格）

优点：易于使用，适合进行基础的描述性统计和图表制作。

适用场景：用于初步数据整理和简单分析。

2.定性数据分析工具

如果你进行深度访谈并收集定性数据，以下工具可以帮助你分析访谈内容。

NVivo

优点：专业的定性数据分析软件，适合对访谈记录进行编码和主题分析。

适用场景：用于识别和分析访谈中的主题、模式和关系。

Atlas.ti

优点：功能全面的定性分析工具，支持多种数据类型的分析。

适用场景：适合进行复杂的定性数据分析。

3.混合数据分析

如果你需要结合定量和定性数据，考虑使用以下方法。

混合方法分析

在分析定量数据（如使用SPSS或R）后，利用定性分析软件（如NVivo）提取访谈中的主题，并与量化结果进行比较和整合。

使用交叉分析法，将定量结果与定性分析结合，以提供更全面的理解。

4.其他工具

Mendeley，Zotero

用于管理参考文献和文献综述，确保文献引用的规范性。

Tableau

用于数据可视化，适合将分析结果呈现为直观的图表，方便理解和展示。

总结

选择合适的数据分析工具应根据你的数据类型和研究目标进行。如果主要侧重定量分析，SPSS或R是优秀的选择；如果侧重定性分析，NVivo将提供强大的支持；而混合方法则需要结合两者的优势，确保分析的全面性和深度。

在讨论适合的数据分析工具时，AI提供了针对不同类型数据的多种选择。随着方法论的深入讨论，现在可以进入下一步——构建性。

第三步：构建性（Constructive）

构建性这一步是研究过程中非常关键的一环，可以看作将之前的计划转变为具体行动的纽带。在这个阶段，我们需要把之前确定的理论和方法论落到实处，制订出详细可行的研究计划。简单来说，就是开始具体规划"怎么做"，才能确保有效地进行研究并获得有价值的数据。

构建性阶段涉及多个关键的操作步骤。首先，需要设计实验或研究的具体流程。比如决定如何组织实验、怎样收集数据、在哪里进行研究以及如何确保研究的公正性和准确性。

接下来，数据采集策略也需要在这个阶段得到确定。比如要决定采用何种技术和工具收集数据，可能包括在线调查工具、实验室设备或是观察设备等。初步的数据分析计划也在这个阶段制订。需要决定采用哪些统计方法来分析数据，如何解读这些数据，以及如何从数据中得出科学的结论。这一步通常需要我们具备一定的统计分析知识。

在这个步骤中，包含3个任务，构建理论框架—假设设定—解释关系，AI可以帮助我们完成这些任务的具体分析。

任务一：构建理论框架

提问

请帮我建立一个理论框架，以支持研究主题《个性化护理方案对中青年2型糖尿病患者健康饮食行为的影响研究》。此理论框架需要包括哪些关键概念和理论？这些概念之间的关系如何构建？

AI回答

为支持你的研究主题《个性化护理方案对中青年2型糖尿病患者健康饮食行为的影响研究》，可以构建以下理论框架，该框架将涵盖关键概念和理论，并构建出这些概念之间的关系。

理论框架结构

1. 个性化护理方案（干预）

定义：根据患者的个体需求（如饮食习惯、生活方式、文化背景等）定制的护理措施。

关键要素：

健康教育

营养指导

行为干预

理论基础：以健康信念模型（health belief model，HBM）为基础，强调患者对健康行为的认知和动机。

2. 健康饮食行为（结果）

定义：患者在饮食选择、饮食频率和营养摄入等方面的实际行为。

关键要素：

食物选择

饮食均衡

食物摄入频率

理论基础：社会认知理论（social cognitive theory, SCT），关注自我效能和环境因素对行为的影响。

3. 中青年2型糖尿病患者（特定人群）

定义：特定年龄段（18～45岁）的2型糖尿病患者，面临特定的生理、心理和社会挑战。

关键要素：

患者的心理状态

生活方式因素

社会支持系统

理论基础：生物—心理—社会模型（biopsychosocial model, BPS），综合考虑生物、心理和社会因素对健康的影响。

概念之间的关系构建

1. 个性化护理方案与健康饮食行为

个性化护理方案提供针对性的教育和支持，旨在促进患者的健康饮食行为。

健康信念模型强调，患者对自身健康状况的认知（如糖尿病的风险和饮食的重要性）会影响其行为改变的意愿。

2. 中青年2型糖尿病患者与个性化护理方案

中青年患者的特定需求和挑战要求个性化护理方案具有针对性和灵活性。

社会认知理论指出，患者的自我效能感和社会支持会影响其对个性化护理方案的接受度和执行情况。

3. 中青年2型糖尿病患者与健康饮食行为

患者的心理状态、生活方式和社会支持会影响其饮食行为的改变。

生物—心理—社会模型强调，健康行为不仅受到生物因素的影响，还受到心理和社会环境的影响。

图示化框架（概念图）

你可以将上述关系以图示化的方式呈现，便于理解和展示。图中可以展示下述内容。

个性化护理方案（干预）→ 健康饮食行为（结果）

中青年2型糖尿病患者（特定人群）影响上述两者的关系。

总结

这个理论框架通过整合个性化护理方案、健康饮食行为和中青年2型糖尿病患者这三个关键概念，提供了一个综合的视角，支持你的研究主题。

任务二：假设设定

提问

如何根据上述理论框架提出具体的研究假设？这些假设如何进行验证？怎样与我的研究目标相吻合？

AI回答

根据已建立的理论框架，以下是一些具体的研究假设。这些假设旨在与研究主题《个性化护理方案对中青年2型糖尿病患者健康饮食行为的影响研究》相吻合，并能够通过实证研究进行验证。

研究假设

1. 假设1：个性化护理方案的实施能够显著促进中青年2型糖尿病患者的健康饮食行为。

验证方法：通过前后测量比较参与者在实施个性化护理方案前后的饮食行为评分，使用t检验或方差分析（ANOVA）检验其显著性。

2. 假设2：个性化护理方案对健康饮食行为的影响在不同性别或年龄组中存在显著差异。

验证方法：进行分组比较，分析不同性别和年龄组患者的饮食行为变化，通过交互作用分析来检验性别和年龄对效果的影响。

3. 假设3：患者的自我效能感在个性化护理方案与健康饮食行为之间起中介作用。

验证方法：使用结构方程模型（SEM）分析自我效能感如何影响个性化护理方案与饮食行为之间的关系。

4. 假设4：社会支持在个性化护理方案与健康饮食行为之间起调节作用。

验证方法：通过调节效应分析，检验社会支持的水平是否影响个性化护理方案对饮食行为的影响。

验证方法与研究目标相吻合

1. 量化数据收集

使用问卷调查收集参与者的饮食行为、自我效能感和社会支持等相关数据，确保数据的可靠性和有效性。

2. 统计分析

通过SPSS或R等统计软件进行数据分析，采用合适的统计方法（如方差分析、回归分析、结构方程模型等）验证假设。

3. 样本选择与分组

根据研究假设的需要，确保样本的多样性和代表性，以便能够比较不同特征组的影响差异。

研究目标的契合

这些假设与研究目标紧密相连，具体如下。

假设1直接反映了你希望评估的个性化护理方案的效果。

假设2考虑了个性化护理的适用性，能帮助识别不同人群的需求。

假设3和假设4探讨了影响机制，为深入理解个性化护理如何发挥作用提供了理论基础。

总结

通过这些研究假设，你不仅能够验证个性化护理方案的有效性，还能深入探讨影响该方案效果的相关因素。这将为你的研究目标提供实证支持，帮助你在论文中形成清晰的论证。

在假设设定阶段，AI帮助我们从理论框架出发，具体化了研究假设，这些假设直接关联研究目标，并明确了验证这些假设的具体方法。

任务三：解释关系

提问

　　请问上述理论框架中的各个因素之间可能存在哪些关系？请给出与我的研究主题相关的可能的因果关系，并指导如何有效地解释这些关系以增强研究的可信度。请将各因素之间的关系以Markdown格式呈现，谢谢。

AI回答

　　在你的研究主题《个性化护理方案对中青年2型糖尿病患者健康饮食行为的影响研究》中，理论框架中的各个因素之间可能存在以下因果关系。

　　1. 个性化护理方案 → 健康饮食行为

　　因果关系：个性化护理方案通过提供针对性的教育、支持和行为干预，能够促进中青年2型糖尿病患者的健康饮食行为。

　　示例：通过个性化的饮食指导，患者可能会选择更健康的食物，并改善饮食结构。

　　2. 个性化护理方案 → 自我效能感

　　因果关系：个性化护理方案通过增强患者的认知和技能，提高其自我效能感，从而使他们更有信心进行健康的饮食选择。

　　示例：教育患者如何解读食品标签，增强其在购物时选择健康食品的能力。

　　3. 自我效能感 → 健康饮食行为

　　因果关系：患者的自我效能感越高，其健康饮食行为的改变意愿和执行能力越强。

　　示例：自我效能感高的患者更可能主动选择低糖、低脂的食物。

　　4. 个性化护理方案 → 社会支持

　　因果关系：个性化护理方案可以通过提供社交互动和支持网络，增强患者的社会支持感。

　　示例：在护理方案中，鼓励患者参与支持小组，建立相互支持的关系。

　　5. 社会支持 → 自我效能感

　　因果关系：来自家庭、朋友或医疗团队的社会支持能够提高患者的自我效能感。

示例：得到亲友的鼓励和支持时，患者会感到更有信心采取健康饮食行为。

6. 社会支持 → 健康饮食行为

因果关系：强有力的社会支持可以促进患者在饮食方面的改变，提高其遵循健康饮食计划的可能性。

示例：在家庭或社交网络中，有人共同实践健康饮食，患者更容易坚持。

7. 自我效能感与社会支持的交互作用

因果关系：自我效能感和社会支持之间的交互作用可能增强或削弱个性化护理方案对健康饮食行为的影响。

示例：即使有良好的个性化护理方案，如果患者缺乏社会支持，也可能会影响其饮食行为的改变。

解释这些关系的策略

1. 使用理论支持：结合相关理论（如健康信念模型、社会认知理论）来解释各因素间的关系，增强理论基础。

2. 引用文献：引用相关研究和文献来支持你的解释，展示已有研究的结果和观点。

3. 使用数据：通过实际数据或案例来说明这些关系的实际影响。

4. 图示化：使用图表或模型来直观展示这些关系，以便读者更容易理解。

Markdown格式呈现的关系

markdown   复制代码

理论框架中的因果关系

1. 个性化护理方案→健康饮食行为
- **解释**：个性化护理方案通过提供定制化的教育和支持，促进患者选择健康食品和改善饮食结构。
- **理论支持**：基于健康信念模型，患者的知识和意识影响其健康行为。

2. 个性化护理方案→自我效能感
- **解释**：个性化护理方案增强患者的认知和技能，从而提高自我效能感，使其更有信心作出健康选择。
- **理论支持**：社会认知理论强调自我效能感在行为改变中的重要性。

3. 自我效能感→健康饮食行为
- **解释**：自我效能感越高，患者在选择健康饮食方面的意愿和能力越强。
- **理论支持**：研究表明，自我效能感与健康行为之间存在正相关关系。

```
## 4. 个性化护理方案→社会支持
- **解释**：个性化护理方案通过促进社交互动，增强患者的社会支持感。
- **理论支持**：社会支持理论指出，支持网络对行为改变具有促进作用。

## 5. 社会支持→自我效能感
- **解释**：社会支持来自家庭和朋友能够增强患者的自我效能感。
- **理论支持**：社会支持与个体的心理健康和自我效能感密切相关。

## 6. 社会支持→健康饮食行为
- **解释**：强有力的社会支持能促进患者遵循健康饮食计划。
- **理论支持**：已有研究表明，良好的社会支持会增强健康行为的遵从性。

## 7. 自我效能感与社会支持的交互作用
- **解释**：自我效能感与社会支持之间的交互作用影响个性化护理方案对健康饮食行为的效果。
- **^^理论支持**：交互作用理论认为，两个因素的结合可能产生额外的影响。
```

总结

以上Markdown格式呈现的因果关系清晰地表达了各因素之间的逻辑关系。使用这种方式，你可以在研究报告或论文中直观地展示你的理论框架和假设。这将帮助提升研究的可信度和可理解性。

在解释关系的步骤中，AI详细说明了理论框架中不同因素之间的潜在因果关系，提供了丰富的示例来说明这些关系如何在实际中发挥作用。建议使用可视化图片来直观展示和解释这些关系，比如可将Markdown代码导入MarkMap、XMind、知悉等，一键生成思维导图。

在第三步构建性阶段，通过AI的协助，我们能系统地理解和应用复杂的理论关系，更有效地规划和执行科学研究。

第四步：建模（Modeling）

建模是研究过程的最后一步，也可以说是研究的"收官"阶段。这个模型可以帮助我们理解研究结果，解释为什么会得出这样的结果。简单来说，建模就是用来展示数据背后的故事，让我们的研究有个清晰的表达方式。

在建模阶段，可能会使用各种统计方法来分析数据，比如回归分析、方差分析等。这些统计方法可以帮助我们测试研究中的假设。那么在与AI交互中，该如何推进分析方法的选择呢?

第一问: 选择分析方法

提问

我是一名护理专业研究生,我的选题是《个性化护理方案对中青年2型糖尿病患者健康饮食行为的影响研究》,请参考上述综合分析,根据我的研究设计和研究主题进行分析,我应该选择哪些数据分析方法?请解释它们的适用性和预期结果。在选择分析方法时,哪些标准是最重要的?这些标准是如何与我的研究主题相关联的?

AI回答

根据你的研究设计和研究主题《个性化护理方案对中青年2型糖尿病患者健康饮食行为的影响研究》,以下是几个合适的数据分析方法。这些方法的选择与研究目标和假设紧密相关,并能帮助你验证个性化护理方案对患者健康饮食行为的影响。

1. 描述性统计分析

① 适用性:描述性统计用于概述样本的基本特征,并为进一步分析提供基础数据。这是研究的初步步骤,能够帮助你了解样本的基本构成,如年龄、性别、基础饮食行为等。

② 预期结果:了解研究对象的基本情况,如患者的年龄分布、性别比例、饮食行为评分等。

③ 适用标准

- 准确性:描述性统计能准确地展示数据的总体特征。

- 简单性:对于大多数初步分析,这是最直接有效的方法。

2. 配对样本t检验(paired t-test)或单因素方差分析(one-way ANOVA)

① 适用性:如果你的研究设计包含前后测,如干预前后的饮食行为评分,配对样本t检验可以用来比较干预前后的变化。如果有多个组,如不同性别、年龄段的患者,可以使用单因素方差分析来比较不同组之间的差异。

② 预期结果:评估个性化护理方案对饮食行为的实际影响,例如,干预后患者饮食行为的显著改善。

③ 适用标准

- 比较性：适用于评估干预前后或不同群体之间的变化。

- 假设验证：适合验证假设1（个性化护理方案能够提高饮食行为）的有效性。

3. 多元回归分析（multiple regression analysis, MRA）

① 适用性：多元回归分析可以帮助你评估多个因素对健康饮食行为的综合影响，尤其是检验自我效能感、社会支持等变量对饮食行为的影响。

② 预期结果：识别影响饮食行为的关键因素，并量化各因素的影响程度。

③ 适用标准

- 多变量控制：适用于控制多个变量的影响，以便分析个性化护理方案的独立作用。

- 预测性：多元回归分析可以预测不同因素对健康饮食行为的影响。

4. 结构方程模型（SEM）

① 适用性：结构方程模型可以同时评估多个变量之间的因果关系，适用于检验复杂的因果模型，如自我效能感和社会支持在个性化护理方案与健康饮食行为之间的中介作用。

② 预期结果：帮助验证假设3（自我效能感在个性化护理方案与健康饮食行为之间起中介作用）和假设4（社会支持的调节作用）。

③ 适用标准

- 复杂性：适用于处理多个变量之间的关系，尤其是中介作用和调节效应。

- 模型适配性：结构方程模型能够更好地处理多层次的关系，并验证因果关系。

5. 调节效应分析（moderation analysis）

① 适用性：调节效应分析适合检验社会支持在个性化护理方案与健康饮食行为之间的调节作用。

② 预期结果：识别社会支持在不同水平下如何改变个性化护理对饮食行为的影响。

③ 适用标准

- 交互作用检测：适用于探讨变量之间的交互作用，揭示不同因素如何共同作用。

6. 中介效应分析（mediation analysis）

① 适用性：用于检验自我效能感是否在个性化护理方案与健康饮食行为之间起中介作用。

② 预期结果：解释个性化护理方案如何通过改变患者的自我效能感影响健康饮食行为。

③ 适用标准

- 因果推断：适用于揭示复杂的因果链条，帮助理解护理方案的内在机制。

选择分析方法时的重要标准

1. 研究设计的匹配性

① 标准：选择适合你研究设计的数据分析方法。例如，若有前后测数据，t检验或ANOVA是基础方法；如果涉及多变量关系，多元回归分析或SEM更为合适。

② 与研究主题相关性：你的研究侧重于个性化护理方案的干预效果，因此适合选择能够验证因果关系和机制分析的方法。

2. 数据类型的适用性

① 标准：确定你的数据类型（如连续变量、分类变量等），选择合适的分析方法。多元回归分析适用于连续变量，t检验和单因素方差分析适用于比较组间差异，SEM适用于复杂的多变量模型。

② 与研究主题相关性：你的研究涉及饮食行为等连续变量，同时考虑自我效能感和社会支持等变量，多元回归分析和结构方程模型尤其合适。

3. 假设的验证性

① 标准：选择能够验证你研究假设的方法。如果假设涉及干预效果、因果关系或交互作用，多元回归分析、SEM或调节/中介效应分析是有效的工具。

② 与研究主题相关性：例如，假设1检验个性化护理方案的干预效果，假设3检验自我效能感的中介效应，选择相应的统计方法能够验证这些假设。

4. 结果的解释性

① 标准：选择能够提供清晰、可解释的分析结果的工具。例如，SEM和多元回归分析可以提供关于各因素如何影响健康饮食行为的详细信息。

② 与研究主题相关性：你的研究旨在理解个性化护理方案如何通过不同路

径（如自我效能感和社会支持）影响饮食行为，多元回归分析和SEM可以帮助你揭示这些复杂的关系。

总结

在选择数据分析方法时，最重要的是确保这些方法能够有效验证你的假设并适应数据类型和研究设计。基于你的研究目标和主题，配对样本*t*检验、多元回归分析、结构方程模型、调节效应分析和中介效应分析等方法是非常合适的。这些方法能够帮助你深入探讨个性化护理方案对饮食行为的影响机制，最终为你的研究提供有力的实证支持。

这里的关键是确定哪种统计方法最能帮助我们理解数据，回答研究中提出的问题。比如，如果我们想了解不同因素如何一起影响结果，可能会选择多元回归分析；如果我们关注的是不同组间的差异，那么方差分析可能更合适。

第二问：进行数据分析

提问

在数据分析过程中，我需要注意哪些潜在问题？如何处理数据中的异常值？如何确保数据分析结果的可信度？

AI回答

在数据分析过程中，确保结果的可信度并保持与研究主题的一致性是至关重要的。以下是你在数据分析过程中需要注意的潜在问题及相应的处理策略，尤其是如何处理异常值、确保数据的可靠性以及验证结果的有效性。

潜在问题与应对策略

1.数据缺失

- 问题：数据缺失可能影响样本的代表性和分析结果的准确性。数据缺失不仅影响样本量，还可能导致分析偏差。

- 应对策略

·数据插补：使用均值、中位数或最常见值等方法填补缺失数据（适用于少量缺失）。对于缺失较严重的变量，可以考虑使用多重插补法（multiple imputation），它通过多次插补生成多个完整数据集，从而减少因数据缺失引起的偏差。

·删除法：对于缺失值较多的个体或变量，可以考虑删除含有大量缺失的样本。

·数据收集：尽量通过补充数据或再次收集数据来减少缺失，确保数据完整性。

2.异常值

- 问题：异常值（outlier）可能扭曲数据分布，导致结果失真，尤其是当使用回归分析、t检验等方法时，异常值可能会影响均值、标准差等统计量。

- 应对策略

·识别异常值：使用箱线图（box plot）、散点图（scatter plot）或标准差法（例如超过3个标准差）来识别异常值。

·判断是否删除或修正：异常值可以通过以下方式处理。

·删除法：如果异常值确实是由于数据录入错误或其他不合理原因导致，可以选择删除。

·替换法：如果异常值是由某些特殊情况造成的，可以根据数据的性质选择用均值、中位数或差值法替换这些异常值。

·保留法：如果异常值是合法且具有代表性的数据点（例如，极端的饮食行为反映特定患者的病情），可以选择保留，并在分析中进行适当说明。

·确保一致性：在处理异常值时，确保你采取的处理方法不会扭曲数据的真实性，尤其是对于中青年2型糖尿病患者的健康饮食行为来说，异常值可能反映了特殊的临床现象或行为模式。

3.多重共线性

- 问题：当自变量之间存在高度相关性（即多重共线性）时，会影响回归分析结果的可靠性，导致回归系数的估计不稳定。

- 应对策略

·VIF检验：使用方差膨胀因子（VIF）检测变量之间的共线性。如果VIF值超过10，说明变量间存在多重共线性。

·变量选择：通过逐步回归或主成分分析（PCA）等方法减少多重共线性问题，选择对饮食行为影响较大的关键变量。

4.数据分布问题

- 问题：许多统计方法（如t检验、回归分析等）假设数据遵循正态分布。如果数据不符合正态分布，可能影响结果的有效性。

- 应对策略

·数据转换：通过对数据进行对数转换、平方根转换等处理来改善数据分布。

·非参数方法：如果数据仍不符合正态分布，可以考虑使用非参数统计方法，如曼-惠特尼U检验（Mann-Whitney U检验）、克鲁斯卡尔-沃利斯检验（Kruskal-Wallis 检验）替代常规的t检验和ANOVA。

确保数据分析结果的可信度

1.验证假设

- 问题：确保你的研究假设和分析方法一致，并通过合适的统计检验来验证假设。

- 应对策略

·假设检验：确保选择的统计方法能有效检验你的假设。对于因果关系的分析，使用回归分析或结构方程模型（SEM），同时进行适当的假设检验（如p值、置信区间、效应量等）。

·多次检验：通过不同的统计方法交叉验证结果。例如，如果使用回归分析检验假设，可以同时使用t检验和ANOVA验证不同群体之间的差异。

2.考虑样本量

- 问题：样本量过小可能导致结果不具有统计显著性，而样本量过大会增加计算的复杂性。

- 应对策略

·样本量计算：在研究设计阶段，进行样本量计算，确保样本量足够大，能够提供足够的统计功效（power）。

·统计功效分析：在数据分析时，检查统计功效，以确保你的分析结果具有足够的可信度。

3.控制混杂变量

- 问题：在研究中，可能存在影响饮食行为的混杂因素（如年龄、性别、文化背景、社会支持等），如果不加控制，可能会扭曲结果。

- 应对策略

·控制混杂变量：使用多元回归分析或结构方程模型（SEM）来控制这些混杂变量的影响。

·匹配法：在设计研究时，可以使用倾向性评分匹配（propensity score matching）等方法，确保不同组之间的基线特征相似，从而减少混杂效应。

4.验证模型假设

- 问题：所使用的统计模型假设可能不符合数据实际情况，影响结果的可靠性。

- 应对策略

·诊断检验：使用模型诊断工具（如残差分析、VIF、正态性检验等）检查模型假设是否符合数据的特征。

·灵敏度分析：进行灵敏度分析（sensitivity analysis），验证不同假设对结果的影响，以确保结论的稳健性。

5.避免数据过拟合

- 问题：过多的自变量或复杂的模型可能导致数据过拟合，即模型对样本数据的拟合过好，但缺乏对新数据的预测能力。

- 应对策略

·交叉验证：使用交叉验证方法来评估模型的预测能力。通过划分数据集为训练集和验证集，确保模型的泛化能力。

·模型简化：根据赤池信息准则（AIC）或贝叶斯信息准则（BIC）等标准简化模型，去除不必要的变量，避免过拟合。

与研究主题的关联

确保数据分析的每个步骤都与研究主题紧密相关。

- 个性化护理方案与饮食行为的关系：数据分析应该专注于验证个性化护理方案是否有效改善患者的健康饮食行为，通过回归分析、SEM等方法检查因果关系。

- 中青年2型糖尿病患者特征：分析时应关注患者特征（如年龄、性别等）与饮食行为之间的关系，确保结果能够针对中青年糖尿病患者群体的特点进行解读。

总结

确保数据分析结果的可信度需要注意潜在问题的识别和处理，如数据缺失、异常值、多重共线性等，并选择合适的统计方法来检验研究假设。此外，通过验证模型假设、控制混杂变量等手段，可以确保数据分析与研究主题的高度一致性，并获得可靠的结论。

这一步是实际动手的过程，我们将已经选择的统计方法应用到收集的数据上。这个过程中可能会遇到一些挑战，比如数据中的缺失值或者异常值，这些都需要我们用技术手段解决。

第三问：构建模型

提问

基于上述分析结果，请指导我应该如何构建理论模型，请解释模型的主要组成部分。这个理论模型如何解释研究发现并在我的研究领域指导实践？

AI回答

构建理论模型是将理论框架具体化的重要步骤，能够帮助你系统地解释研究发现并为实践提供指导。以下是关于如何构建理论模型的指导，以及模型的主要组成部分和其在研究领域中的应用。

理论模型的构建步骤

1. 明确模型目标：确定模型要解决的问题和要解释的现象，明确其在研究和实践中的应用。

2. 识别关键变量：基于理论框架，确定模型中包含的主要变量，如个性化护理方案、自我效能感、社会支持和健康饮食行为。

3. 建立变量之间的关系：明确各变量之间的因果关系，展示它们如何相互影响。

4. 选择适当的图示形式：用图形化的方式将模型呈现出来，常用的形式包括因果图、路径图或概念图。

5. 验证和调整模型：通过数据收集和分析来验证模型的有效性，必要时进行调整。

理论模型的主要组成部分

1. 自变量（independent variables）

个性化护理方案：定制化的护理措施、健康教育和支持策略。

社会支持：来自家庭、朋友和医疗团队的支持网络。

2. 中介变量（mediating variables）

自我效能感：患者对自己能够成功改变饮食行为的信心。

3. 因变量（dependent variable）

健康饮食行为：患者的饮食选择、摄入频率和饮食质量。

4. 外部因素（contextual factors）

患者的社会经济背景、心理状态和生活方式等可能影响模型中变量关系的因素。

理论模型的解释和实践指导

1. 解释研究发现

该模型可以帮助解释个性化护理方案如何通过增强自我效能感和社会支持，进而影响患者的健康饮食行为。

通过实证研究，你可以验证模型中各关系的显著性和强度，从而提供对理论的实证支持。

2. 指导实践

该模型为护理实践提供了一个清晰的框架，强调在制订个性化护理方案时应关注患者的自我效能感和社会支持。

护理人员可以根据模型指导设计干预措施，例如提供更具针对性的健康教育和建立支持网络，帮助患者更好地改变饮食行为。

3. 促进未来研究

该模型为未来的研究提供了基础，研究者可以进一步探讨不同变量之间的关系，并在不同人群中检验模型的适用性。

总结

通过构建一个包括关键变量和关系的理论模型，你可以有效地解释研究发现，并为护理实践提供指导。这将有助于提高个性化护理的有效性，促进中青年2型糖尿病患者的健康饮食行为。

建模作为研究过程中的焦点部分，涵盖了从挑选最佳的数据分析方法、实际处理和分析数据，到构建能清晰解释研究结果的模型的全过程。通过创建模型来提供清晰、有力的解释框架，这一步是分析数据的过程，也是在此基础上构建理解和预测未来的桥梁。建模的成功与否直接影响到研究结论的可靠性和实用性。

到了这一步，研究方法分析完成了，但是研究方法部分的撰写还没有完成，大家想一想，如果我们想撰写高质量的研究方法部分，还需要什么？

在前面7.2的部分，我们了解了研究方法部分的撰写必须涵盖的内容，并学习了研究方法部分的撰写模板如何提炼。

当你要撰写研究方法部分的时候，要提炼适合自己论文类型的撰写模板，提供给AI，让AI大模型进行学习后，结合前面SMCM模型完成研究方法部分的撰写。

最后我们将前面分析的内容进行整合，让AI大模型帮我们生成研究方法部分，你可以参考如下提示词。

提问

我是一名硕士研究生，我的专业是护理学，正在准备学术论文中研究方法部分的撰写，你是一名资深的硕博导师，已经在护理领域指导上千名护理学者成功发表核心期刊论文，请你对我进行指导。我的选题是《个性化护理方案对中青年2型糖尿病患者健康饮食行为的影响研究》，请基于SMCM模型对该选题的详细分析，结合"研究方法模板"逻辑，帮我撰写研究方法部分的内容。

AI回答

根据你提供的选题和研究方法要求，以下是《个性化护理方案对中青年2型糖尿病患者健康饮食行为的影响研究》研究方法部分的撰写示例。

1. 研究设计

本研究采用量性研究方法，旨在评估个性化护理方案对中青年2型糖尿病患者健康饮食行为的影响。根据研究目的与问题，本研究设计为随机对照试验（RCT），以探讨个性化护理干预在健康饮食行为方面的有效性和可行性。

实验组将接受个性化护理方案干预，而对照组则继续接受常规护理方案。研究假设：护理干预组的健康饮食行为表现优于对照组。研究依据健康信念模型（health belief model）和社会认知理论（social cognitive theory）设计干预措施，所有实验组和对照组将按随机分配的方式确定。

2. 样本（研究对象）选择

研究对象为中青年2型糖尿病患者，具体为年龄在18～45岁，诊断为2型糖尿病的患者。样本选择采用分层随机抽样方法，确保样本的代表性和数据的广泛适用性。

- 纳入标准

·年龄18～45岁，确诊为2型糖尿病的患者。

·具有一定的健康饮食行为评估能力。

·愿意并能够参加整个研究过程并签署知情同意书。

- 排除标准

·患有严重并发症或其他严重慢性疾病的患者。

·在研究期间更换主要治疗方案的患者。

·不愿意签署知情同意书的患者。

- 样本量估算

根据功效分析计算，本研究预计需要200名患者，分为实验组和对照组（每组100人）。功效分析依据预期效应大小（Cohen's d=0.5），效能为0.8，显著性水平设为$P<0.05$。

- 招募程序

研究对象将通过医院门诊和糖尿病患者社区等途径进行招募，所有参与者在研究前将签署知情同意书，确保参与者理解研究目的并自愿参与。

3. 变量界定与操作化

本研究中的主要变量包括以下几个。

- 自变量：个性化护理方案，操作化定义为基于患者个体化需求（如饮食习惯、文化背景、疾病认知等）定制的护理干预方案。干预内容包括健康饮食教育、营养指导、行为激励等。

- 因变量：健康饮食行为，操作化定义为患者在研究期间饮食选择、食物摄入频率、营养均衡性等方面的行为表现。测量工具为《糖尿病健康饮食行为量表》。

- 控制变量：年龄、性别、教育背景、病程、社会经济状况等，操作化定义为患者的基本人口学信息，通过问卷获取。

所有变量的测量工具均经过信度与效度验证。健康饮食行为量表的信度通过Cronbach's α系数验证，效度通过专家评审法和结构效度确认。

4. 信效度保障

为了确保研究结果的信度与效度，采取以下措施。

- 信度：使用Cronbach's α系数评估量表的信度，预计达到0.80以上，确保测量工具的可靠性。

- 效度

· 内容效度：通过专家审查确保《糖尿病健康饮食行为量表》全面覆盖健康饮食行为的各个方面。

· 构念效度：通过探索性因子分析（EFA）验证量表结构，确保符合理论构念。

· 标准效度：将测量结果与临床医生的饮食行为评估进行比较，验证量表的有效性。

5. 数据收集方法

数据收集方法为问卷调查法。

- 数据收集工具：使用《糖尿病健康饮食行为量表》和《社会支持量表》进行数据采集，确保工具的标准化和可重复性。

- 数据收集程序：研究人员将对所有参与者进行标准化的问卷调查，问卷回收率预计达到98%。所有数据将通过如在线问卷或纸质问卷收集，确保数据的完整性与准确性。

6. 数据分析方法

本研究的数据分析将采用以下方法。

- 描述性统计分析：对样本特征进行描述性分析，包括频率分布、均值、标准差等。

- 假设检验

· t检验：用于比较实验组和对照组在健康饮食行为评分上的差异。

· 单因素方差分析（One-way ANOVA）：用于检验不同组别之间的饮食行

为差异。

· Pearson相关性分析：用于分析健康饮食行为与社会支持、自我效能感等因素的相关性。

- 回归分析

· 多元线性回归分析：用于控制混杂变量，探讨个性化护理方案对健康饮食行为的多重影响。

· 结构方程模型（SEM）：使用Mplus 8.0软件建立结构方程模型，分析个性化护理方案对健康饮食行为的直接和间接影响。

· 数据处理：所有数据将通过SPSS 26.0进行统计分析，缺失数据将使用均值填补法处理，所有统计检验的显著性水平设为$P<0.05$或$P<0.01$。

7. 伦理考虑

本研究严格遵循护理伦理要求，确保参与者的隐私权、知情同意权和自愿参与权得到保障。

- 知情同意：所有研究参与者将在参与前签署知情同意书，了解研究的目的、流程及自愿参与的权利。

- 隐私保护：所有数据将进行匿名化处理，确保参与者的个人信息不外泄。

- 伦理审查：本研究已通过医院伦理委员会审查，符合伦理规范。

为了确保研究方法部分的撰写更加符合要求，就需要提供给AI更全面精准的数据，那这些数据包含哪些呢？

你需要思考，这些数据和设计到底是如何一步步支撑你的研究目标的，它们与研究问题的关系是什么，如何才能确保每一步都走得稳、走得准。所以，我们需要提供的是符合这些目标的数据。

比如研究对象的基本信息，以上述案例举例，研究的群体是中青年2型糖尿病患者，年龄、性别、疾病的诊断标准，甚至是患者是否有并发症，这些都需要清晰地界定。

比如具体的样本量是多少，在你的可控范围内，样本量是否能保证你研究结果的统计显著性。

比如数据收集工具的选择，AI给出的工具也许你并没有听说过，也不会使用，那么你能使用的工具有哪些？你需要确认所用工具的信度和效度，这些工具是否经过验证，能否真实反映出想要研究的行为和现象。如果选择的工具不合适，收集的数据就不准确，整个研究的结论也会受到质疑。

当你把这些提供给AI后，再使用SMCM模型，会收获意想不到的效果。

第 **8** 章

数据收集不再难：AI帮你
搞定量质数据

8.1 AI 辅助定量研究数据收集的方法

在护理学术论文中，如果想要证明某种护理方法的有效性，探索某个疾病的
影响因素，但没有坚实的数据作为支撑，结论就会缺乏说服力。数据收集是我们
了解现象、验证假设、发现规律的基础。通过收集和分析数据，可以获得客观、
量化的证据，支持观点和研究结论。

最常见的数据收集方法就是问卷调查、访谈、观察法、实验法等。这些方法
各有优缺点，选择哪种方法取决于研究问题的性质、研究对象的特征以及研究的
资源条件。例如，通过问卷调查，可以快速收集大量样本的数据，但可能面临回
收率低、数据真实性不可控等问题；而访谈和观察法能深入了解个体或群体的具
体情况，但耗时费力，样本量有限。

如果有了AI大模型的帮助，我们的数据收集工作会变得更高效和精准。AI
大模型可以设计更科学、更合理的问卷和访谈提纲，提高数据的回收率和质量，
还能对收集到的数据进行初步的分析和整理，从中挖掘出有价值的信息。

8.2　AI 帮你设计问卷：高效收集数据

在量性研究中，问卷是我们收集数据的主要工具，问卷设计的好坏直接影响到数据的准确性和可靠性。一个设计精良的问卷能够准确、全面地反映我们的研究意图，引导受访者提供有价值的信息；而设计不当的问卷则可能导致数据偏差、误导研究结果。

问卷设计主要用于问卷调查，可以量化研究对象的某种特征、行为或态度。例如，在护理研究中，可能想要了解患者对某种护理服务的满意度，或者探索护士的工作压力源。这时，就可以设计一份问卷，通过一系列问题来收集相关数据。

在问卷设计的思路中，需要考虑多个方面。比如要明确研究目的和问题，确保问卷内容与研究主题紧密相关。然后要选择合适的题型，如封闭式问题、开放式问题等，满足不同的数据收集需求。还要注意问题的措辞、顺序、逻辑性等，避免诱导性提问、歧义性提问等问题。此外，还需要考虑问卷的长度、外观、布局等因素，提高被调查者的填写意愿和问卷的回收率。

在实际操作中，问卷设计常会遇到各种问题。像思考不够全面，导致问卷遗漏了某些重要维度；或者问题设计不合理，导致数据收集不准确或难以分析。这时，AI就可以发挥作用了。它可以根据研究需求和背景信息，自动生成一系列相关的问题和选项，供我们选择和调整，还能对问卷进行初步的分析和评估，指出潜在的问题和改进方向。这样，我们就可以在问卷设计阶段避免很多错误和麻烦，提高问卷的质量和数据的可靠性。

以"肺部感染"为例，AI如何帮我们生成问卷呢？

提问

　　我想设计一份关于肺部感染患者知识、态度与行为的问卷调查，请你帮我构思具体且有针对性的问题。要求涵盖患者对肺部感染的病因、症状、预防措施、治疗方式以及康复过程中的自我管理能力等方面的了解程度。例如，可以包括"您能列举出至少三种肺部感染的常见症状吗？""您在日常生活中采取了哪些预防措施来避免肺部感染的发生？""对于肺部感染的治疗，您是否了解并遵循了医生的建议？""在康复过程中，您是如何进行自我管理和监测的？"等问题，通过患者的回答，了解患者对肺部感染的认知、预防、治疗及康复过程中的行为习惯，以及他们对医疗服务的评价与期望。

问卷设计要求如下。

1.问卷问题为25个，按照逻辑顺序排列，从一般到具体，从简单到复杂，以便患者能够顺畅地回答问题。

2.确保问卷中涵盖所有关键领域，如疾病认知、预防措施、治疗与康复、医疗资源利用等，并在各领域之间合理分配问题数量。

3.提供固定的选项供患者选择（如ABCD选项），便于量化处理和统计分析。例如："您认为以下哪项是肺部感染的主要症状？A.发热 B.咳嗽 C.胸痛 D.都不对"

4.确保问卷设计符合隐私保护原则，不收集患者的敏感信息或涉及个人隐私的问题。

AI回答

根据您的需求，我设计了一个涵盖肺部感染患者知识、态度与行为的问卷调查模板。以下是具体问题，按逻辑顺序排列。

一、一般信息

1. 您的年龄范围是？
   A. 18~30岁
   B. 31~45岁
   C. 46~60岁
   D. 60岁以上

2. 您的性别是？
   A. 男
   B. 女

3. 您是否曾被医生诊断为肺部感染？
   A. 是
   B. 否

二、疾病认知

4.您是否了解肺部感染的病因？

　　A.是

　　B.否

5.请列举您知道的肺部感染的常见症状。（可多选）

　　A.发热

　　B.咳嗽

　　C.胸痛

　　D.呼吸急促

　　E.咳痰

　　F.无法列举

6.您了解肺部感染的常见诱因吗？（可多选）

　　A.感染性细菌或病毒

　　B.吸烟

　　C.环境污染

　　D.免疫力低下

　　E.其他（请填写）：＿＿＿＿＿＿＿＿

7.您是否了解肺部感染可能导致的并发症，如肺功能衰竭或败血症？

　　A.是

　　B.否

三、预防措施

8.在日常生活中，您采取了哪些措施来预防肺部感染？（可多选）

　　A.定期接种疫苗

　　B.注意个人卫生（如勤洗手）

　　C.戒烟

D. 增强体质（如运动）

E. 避免进入空气污染的环境

F. 没有采取任何措施

9. 您认为以下哪些行为有助于预防肺部感染？（可多选）

　　A. 提高免疫力

　　B. 避免与感冒患者接触

　　C. 保持规律的饮食和作息

　　D. 定期体检

　　E. 其他（请填写）：_____

四、治疗与遵从性

10. 您是否了解并遵循医生的治疗建议？

　　A. 是

　　B. 否

11. 在治疗过程中，您是否按时服用医生开的药物？

　　A. 是

　　B. 否，偶尔忘记

　　C. 否，从未按时服药

12. 在治疗期间，您是否接受了医生或护理人员的相关指导（如用药注意事项、生活方式调整等）？

　　A. 是

　　B. 否

13. 您是否因某些原因中断过治疗？

　　A. 是

　　B. 否

14.如果您曾中断治疗，是什么原因？（可多选）

　　A.治疗费用过高

　　B.工作或生活繁忙

　　C.对药物或治疗效果不满意

　　D.其他（请填写）：＿＿＿＿＿＿＿＿＿

五、康复与自我管理

15.在康复过程中，您是否参与过自我管理（如监测体温、咳嗽频率、痰量等）？

　　A.是

　　B.否

16.您是否接受过任何形式的康复指导（如饮食指导、运动方案等）？

　　A.是

　　B.否

17.您是否定期复诊或跟踪病情？

　　A.是

　　B.否

18.您是否觉得自己能够有效管理肺部感染后的健康状态？

　　A.是

　　B.否

19.如果您觉得管理困难，主要是因为以下哪些因素？（可多选）

　　A.对病情的不了解

　　B.缺乏足够的指导和支持

　　C.没有时间或精力照顾自己

　　D.没有足够的经济支持

　　E.其他（请填写）：＿＿＿＿＿＿＿＿＿

六、医疗资源利用

20. 您是否了解您所在社区或医院提供的肺部感染相关的健康教育资源？

    A. 是

    B. 否

21. 您是否曾主动寻求医疗咨询或科普信息来了解肺部感染的相关知识？

    A. 是

    B. 否

22. 您是否觉得目前的医疗服务能够满足您对肺部感染治疗和康复的需求？

    A. 是

    B. 否

23. 如果您对现有医疗服务不满意，您认为哪些方面需要改进？（可多选）

    A. 医疗人员的专业素质

    B. 治疗方案的个性化

    C. 健康教育的普及

    D. 其他（请填写）：_____

七、态度与期望

24. 您是否愿意在日常生活中定期进行肺部感染的预防和健康检查？

    A. 是

    B. 否

25. 对于未来的肺部感染防治工作，您有哪些期望或建议？（简要回答）

这个问卷覆盖了患者对肺部感染的认知、预防、治疗、康复和医疗资源利用等关键领域，设计简洁且便于量化分析。问题顺序从一般到具体，逻辑清晰，选项设置有助于后续数据统计分析，同时确保不涉及患者的隐私。

有了AI的支持，我们能够更加专注于数据的分析和实际研究，而不用在问卷设计和结构优化上耗费过多时间。

8.3 AI 辅助定性研究数据收集的方法

8.3.1 AI帮你设计访谈提纲：获取深度信息

在质性研究中，访谈是一种直接而深入的数据收集方法，它让我们有机会与被访者进行一对一的交流，深入了解他们的内心世界、经验、观点和感受。这种深度互动是问卷调查或其他量化方法难以替代的。访谈能够揭示现象背后的深层次原因、动机和感受，帮助我们构建更全面、深入的理论框架。

设计访谈提纲时，我们需要特别注意问题的选择和排列。问题要具体、开放，能引导被访者展开详细的叙述和讨论。避免使用诱导性或暗示性的问题，以免干扰被访者的真实表达。在思路设计上，要考虑访谈的整体流程，包括开场白的设置、问题的过渡以及结束访谈的方式。还要预设一些应对突发情况的策略，比如被访者跑题或沉默时的应对方法。

但在实际操作中，我们可能会遇到一些问题，比如思考不够全面，导致某些重要问题被遗漏；或者受访者表达不清，影响数据的收集和分析。这时，AI技术就能给我们更多的支持。它能通过分析大量相关文献和资料，识别关键问题和潜在的研究领域，进一步完善访谈提纲。根据研究目的和受访者背景，自动生成具体且开放的问题，提高访谈的全面性和合理性。

以"家庭与社会支持"为例，参考如下提示词进行提问。

提问

我是一名临床护理研究者，正在进行一项关于家庭与社会支持对癌症患者心理及生活质量影响的深入研究。我计划对慢性病患者（以癌症患者为例）进行访谈，以深入了解家庭与社会支持对他们心理及生活质量的影响。

请你帮我设计访谈问题，内容方向要求如下。

1. 关于家庭支持的具体情况，比如"在您的治疗过程中，家庭成员是如何提供实际帮助的，比如照顾日常生活、陪伴就医等？""家庭成员的情感支持对您来说意味着什么？他们是如何给予您情感上的鼓励和支持的？"

2.关于社会支持的作用，比如"您是否接受过社会机构或组织的帮助，如慈善机构的资助、心理辅导服务等？这些帮助对您的康复过程产生了哪些积极影响？"

3.关于患者的主观感受与需求，比如"在面对疾病带来的压力时，您是如何寻求并利用家庭和社会资源的？有哪些资源是您觉得特别有用或缺乏的？"

4.关于对未来的期望与建议，比如"您认为家庭和社会支持在哪些方面还有改进的空间？您有哪些建议或期望，希望未来能够在哪些方面得到更多的支持和帮助？"

设计要求如下。

1.请设计10~15个核心问题，并根据访谈的实际情况进行灵活调整。这些问题应该覆盖家庭支持、社会支持、个人体验以及总结与展望等多个方面，以确保访谈内容的全面性和深度。

2.一般使用开放式问题，允许被访者自由表达，不受预设选项的限制。

3.部分问题可以使用半开放式问题，即提供一些选项或范围，让被访者在其中选择或进一步阐述。

4.在访谈过程中，根据被访者的回答，适时提出追问或澄清的问题，以进一步深入了解。

5.每个问题都要清晰明确，避免使用含糊或有歧义的措辞。

6.访谈提纲中的问题请按照一定的逻辑顺序排列，从一般到具体，从过去到现在，从家庭支持到社会支持，再到个人体验和总结与展望，以确保访谈的连贯性和条理性。

AI回答

根据您的研究方向，我为您设计了以下访谈提纲，涵盖了家庭支持、社会支持、患者的主观感受与需求以及对未来的期望与建议。问题设计有开放式和半开放式，旨在深入了解癌症患者在治疗过程中的支持情况及其心理和生活质量的变化。

访谈问题设计如下。

一、家庭支持

1. 在您的癌症治疗过程中，家庭成员是如何提供实际帮助的？比如照顾您的日常生活，陪伴您就医或者协助您管理治疗过程中的相关事务等？

2. 家庭成员的情感支持对您来说意味着什么？他们是如何给予您情感上的鼓励和支持的？

3. 您认为家庭成员的支持是否影响了您的心理状态和治疗积极性？能否举一个例子说明？

4. 如果您在治疗过程中遇到困难或感到焦虑，您的家庭成员是如何帮助您缓解这些情绪的？

二、社会支持

1. 您是否接受过来自社会机构或组织的帮助，例如慈善机构的资助、志愿者服务、心理辅导或参加病友支持小组等？

2. 社会支持（如心理辅导、医疗救助等）在您的康复过程中起到了什么样的作用？是否对您的生活质量产生了积极影响？

3. 您觉得社会组织在帮助癌症患者方面有哪些优点或不足之处？哪些服务或支持对您来说最有帮助？

4. 在您的治疗过程中，您是否遇到过由于社会资源不足或不完善而导致的困扰？这些困扰如何影响了您的心理状态？

三、个人体验与需求

1. 在面对疾病带来的压力时，您通常会如何寻求并利用家庭或社会资源？您更倾向于向家庭寻求帮助，还是更依赖社会资源？为什么？

2. 您认为在您的治疗过程中，哪些家庭或社会资源对您最为重要或帮助最大？哪些方面的支持是您认为特别缺乏的？

3. 您是否有过因社会或家庭支持不够而感到孤立无援的时刻？那时您是如何应对这种情况的？

四、对未来的期望与建议

1. 您认为当前的家庭支持和社会支持在癌症治疗过程中是否足够？在哪些方面您觉得还可以进一步改进？

2. 对于像您一样的癌症患者，您希望未来的家庭支持或社会支持体系能够有哪些具体的改变或改进？

3. 您希望社会和家庭能够为癌症患者提供哪些额外的帮助或资源，以提高他们的生活质量和心理健康？

4. 最后，您对于正在经历癌症治疗的患者或家属有哪些建议，以帮助他们更好地应对治疗中的挑战？

这些问题不仅可以帮助您全面了解癌症患者的心理状态、生活质量以及他们对家庭和社会支持的需求，也能为您研究的深入提供有价值的数据。如果在访谈中，患者提到特别重要的细节或需求，您可以适时追问，以获取更深入的理解。

在设计访谈问题时，可以参考AI生成的问题建议，并结合实际情况进行适当调整；在访谈过程中，注意引导和控制访谈节奏和方向，确保讨论围绕主题展开。对于护理科研工作者来说，AI的辅助提高了工作效率，节省了时间，还能确保访谈内容更全面性、更有深度。

8.3.2 AI在焦点小组中的应用：提升讨论效果

焦点小组讨论是质性研究中另一种重要的数据收集方法。它允许我们观察群体互动、共识和分歧，揭示更广泛的社会现象和观点。与一对一的访谈相比，焦点小组讨论更能激发群体动力，促进更深入的讨论和思考。

焦点小组讨论通常采用小组讨论的形式进行，一般包含5～10名受访者，讨论时间根据研究需要而定，通常在1～2小时之间。在设计讨论问题时，需要确保每位成员都有机会发言和表达观点，能够激发受访者的深入思考和广泛讨论；还需要紧密围绕讨论主题展开，避免偏离主题或过于宽泛。

但在实际操作中，你可能会遇到一些问题，比如如何确保讨论的全面性和深入性、如何平衡不同受访者的观点和需求等。

这时，AI大模型可以优化设计和实施过程，根据讨论主题和受访者背景自动生成具有恰当深度和广度的问题，提高问题的针对性和有效性。在讨论结束后，AI还可以对讨论数据进行文本分析和情感分析，深入挖掘受访者的观点和感受。

提问

我是一名研二的学生，我的专业是护理学。我正在计划组织一场焦点小组讨论，以探讨家庭与社会支持对老年人健康的影响。请为我生成与主题相关的讨论话题，要求话题具有引导性和开放性，能够激发参与者的讨论热情。例如，"您认为家庭在老年人健康维护中扮演了怎样的角色？""社会支持（如社区服务、医疗保障等）对老年人的生活有哪些积极影响？""在您或您家人的经历中，有哪些家庭和社会支持的成功案例可以分享？""您认为当前家庭和社会支持在哪些方面还存在不足，需要如何改进？"等话题。

要求：

1. 为了保持讨论的深度和广度，请设计10个核心问题；

2. 一般使用开放式问题鼓励参与者自由表达观点，不受预设选项的限制；

3. 部分问题可以使用半开放式问题，但要包含一些提示或选项，允许参与者进行扩展和阐述；

4. 问题要具有引导性，能够激发参与者的思考和讨论热情；

5. 设计问题时，请考虑小组内不同成员的背景和经历，确保问题对所有人都具有相关性，避免使用过于专业或特定领域的术语。

AI回答

根据您的研究主题，我为您设计了以下10个核心问题，旨在激发参与者的讨论热情，确保讨论具有深度与广度。

1. 您认为家庭在老年人健康维护中扮演了怎样的角色？能否分享一些家庭成员如何具体支持老年人的例子？

 -（引导参与者思考家庭支持的多方面作用，如情感支持、日常照护、经

济支持等）

2. 社会支持对老年人的生活质量有哪些积极影响？您认为哪些社会服务（如社区照护、医疗保障等）对老年人的健康最为重要？

- （提示：例如社区医疗、老年人活动中心、心理健康支持等）

3. 在您或您家人的经历中，有哪些家庭和社会支持的成功案例可以分享？这些支持是如何改善老年人健康状况的？

- （引导参与者结合个人经验分享具体案例）

4. 您认为当前老年人面临的最大健康挑战是什么？在这些挑战中，家庭与社会支持如何发挥帮助作用？

- （提示：例如慢性病管理、心理健康问题、孤独等）

5. 在您的看法中，家庭成员的健康素养（如护理知识、饮食与运动习惯等）对老年人的健康有多大的影响？

- （引导参与者思考家庭成员在健康知识传递中的角色）

6. 您认为社区在老年人健康维护方面应该提供哪些服务？当前这些服务是否能满足老年人的需求？

- （提示：例如健康检查、居家护理、老年人活动等）

7. 您觉得老年人在接受家庭和社会支持时，是否会遇到文化或代际沟通的障碍？这些障碍如何影响他们的健康状况？

- （引导参与者讨论文化差异、代际沟通及其对健康的潜在影响）

8. 对于经济条件较差的老年人，家庭和社会支持在他们的健康管理中的重要性是否更为突出？有哪些具体的支持方式可以改善他们的健康状况？

- （提示：例如政府补助、社区志愿者支持等）

9. 您认为老年人如何才能更好地利用社会资源来提升自己的健康水平？有哪些策略可以帮助他们克服使用资源时的困难？

- （引导参与者讨论如何促进老年人对社会资源的利用）

10. 您觉得未来在改善老年人健康的家庭和社会支持方面，还需要哪些改变？您有哪些建议或者改进措施？

- （引导参与者提供建设性的意见和建议）

这些问题旨在涵盖老年人健康维护的多个方面，鼓励小组成员分享个人

经验、观点和建议，同时避免使用过于专业的术语，使所有参与者都能轻松
参与讨论。

在护理学研究中，AI的支持可以确保问题设置全面、深入，既能涵盖多个角
度，又能激发参与者分享真实的个人经验。这种定制化的问题设计，能让我们更
好地收集到有价值的第一手资料。

第**9**章

AI润色魔法：提升论文质量

初稿完成，驻足回望，这份初稿可能充满个人的独到见解，也可能隐藏着一些问题和不足，或许，逻辑的跳跃让人难以理解；或许，语言的平淡不能充分展现深邃的思考，但这正是我们需要进一步打磨和完善的地方。AI大模型，能够在修订和润色论文的过程中给我们更多的支持。

9.1 初稿中常见的问题与不足

在初稿中，常见的问题可以归入几个主要领域：结构混乱、论点不明确、证据支持不足、语言表达不准确、格式问题等。这些问题如果不加以改善，可能会削弱研究成果的影响力和说服力。

比如结构混乱：有时候可能发现自己的初稿章节跳跃、逻辑不连贯。文章中的有效结构应该衔接流畅，每一部分都自然而然地过渡到下一部分。

比如语言表达问题：是否使用了过于复杂的句子结构？是否出现了专业术语的滥用？是否存在语法错误等问题？这些都会影响读者的理解和兴趣。

比如格式问题：很多人可能会认为格式问题微不足道，但不恰当的格式会分散读者的注意力，甚至影响论文的专业性。所以遵循正确的格式规范，也是我们专业性、严谨性的直接体现。

9.2 AI润色初稿的方法与技巧

在润色初稿的过程中，AI的辅助可以从多个方面提升论文的质量。

9.2.1　结构优化：重塑论文骨架

结构是论文清晰表达的基础。AI润色的功能可以智能分析文章框架，识别出哪些部分过于臃肿，哪些环节又显得薄弱。AI会指出问题所在，给出具体的调整建议，比如哪些段落应该合并，哪些部分需要拆分，甚至如何调整章节顺序来增强逻辑连贯性。你可以尝试向AI提问：

"我的论文结构如何调整能更清晰地展现论点？"

"我该如何重组文章段落，以使论证过程更加流畅和有力？"

"请指导我在哪些章节或段落中增加细节或案例，以增强论点的说服力和深度。"

"我的论文目前的章节安排是否存在逻辑上的跳跃或重复？应如何调整以提升整体的逻辑性和阅读体验？"

以已经发表核心期刊的文章"2型糖尿病患者自我调节疲劳现状及影响因素"一文为例，当我们完成初稿后，希望AI帮助我们进行论文结构的检查和优化时，需要把希望AI进行检查的部分通过文字或文档的形式给到AI，同时给到AI相关的要求，可以这样进行：

提问

我是一名临床护理研究人员，这是我撰写的一篇关于《2型糖尿病患者自我调节疲劳现状及影响因素》的论文。当前的稿件包含了主题背景、研究目的、方法、结果、讨论等几个部分。请帮助我分析这些部分的流畅性和逻辑连贯性，并按照1、2、3的格式给出详细的修改意见。

AI回答

当然，很高兴能帮助您分析并改进您的论文。以下是对您的论文各部分流畅性和逻辑连贯性的分析，以及相应的修改意见。

1. 主题背景
流畅性与逻辑连贯性分析

您的主题背景部分清晰地介绍了2型糖尿病的概念、自我管理的重要性以及自我调节疲劳的概念。不过，各部分之间的衔接可以更加自然和紧密。

修改意见

增加过渡句：在介绍完2型糖尿病的定义后，可以加入一个过渡句，例如，"由于2型糖尿病是一种需要长期管理的疾病，患者的自我管理能力对疾病控制至关重要，然而，长时间的管理和自我控制可能导致自我调节疲劳（SRF）。"

细化自我调节疲劳的定义：可以更详细地解释自我调节疲劳的概念，例如，"自我调节疲劳（SRF）是指在持续自我控制过程中，个体自我调节资源的损耗和意志活动能力的下降，表现为认知、情绪和行为上的改变。"

2. 研究目的

流畅性与逻辑连贯性分析

研究目的部分明确指出了研究的意义和目标，但在与研究背景的衔接上稍显突兀。

修改意见

加强与研究背景的衔接：在研究目的前，可以加入一段引言，例如，"鉴于2型糖尿病患者自我调节疲劳现象的普遍性及其对疾病管理的影响，本研究旨在深入了解其现状及其影响因素，为临床护理提供科学依据。"

3. 研究方法

流畅性与逻辑连贯性分析

研究方法部分详细介绍了研究设计、样本选择、调查工具和资料收集方法，但各部分之间的过渡不够平滑。

修改意见

明确样本选择标准：在描述样本选择时，可以进一步明确选择标准，如"样本选择基于以下标准：符合2型糖尿病的诊断标准、年龄≥18岁、沟通交流能力正常且自愿参与本研究。"

优化段落结构：将"一般资料调查表"和"调查工具"分开描述，每部分用一个小标题引领，增加可读性。

过渡句：在描述完样本选择后，加入过渡句引导到调查工具，如"为了全面评估患者的自我调节疲劳现状及其影响因素，本研究采用了以下调查工具。"

4. 结果

流畅性与逻辑连贯性分析

结果部分清晰地展示了各项调查指标的数据和统计分析结果，但在结果解释上可以更深入一些。

修改意见

结果解释：在展示数据后，增加对结果的简短解释，如"自我调节疲劳总分为45.01±6.81，表明2型糖尿病患者普遍存在较高的自我调节疲劳水平。"

逻辑分段：将结果按不同变量进行分段描述，使内容更加清晰。

5. 讨论

流畅性与逻辑连贯性分析

讨论部分对结果进行了深入分析，并提出了相应的护理建议，但部分内容可以更加聚焦和有条理。

修改意见

结构化讨论：将讨论部分按照影响因素进行结构化，如"社会学人口因素对自我调节疲劳的影响""疾病相关因素对自我调节疲劳的影响"等。

突出关键发现：在讨论每个影响因素时，突出其关键发现和临床意义，如"本研究发现，男性患者的自我调节疲劳水平显著高于女性，这可能与男性承担的家庭和经济责任较重有关。"

总结与建议：在讨论末尾，总结主要发现，并明确提出具体的临床护理建议。

> 总体修改建议
>
> 增加过渡句：在论文各部分之间增加适当的过渡句，以增强文章的连贯性。
>
> 优化段落结构：对长段落进行拆分，使用小标题引领，提高可读性。
>
> 深化结果解释：在展示数据的同时，增加对结果的解释和分析，提升论文的深度。
>
> 明确研究意义：在讨论部分明确研究的临床意义和实际应用价值，增强论文的说服力。
>
> 希望这些修改意见能够帮助您完善论文，使其更加流畅和逻辑清晰。

通过上述分析，我们了解到，AI的分析具体、全面，能指出每个部分的流畅性与逻辑连贯性问题，提供详细的修改建议，比如增加过渡句、优化段落结构、深化结果解释和明确研究意义等。这种详细的反馈可以帮助我们从多个维度对论文进行改进，提升文章的质量和表达的清晰度。

9.2.2 学术专业度提升：语言更精准

学术写作要求语言严谨、专业，但初稿中难免会出现表述不清或学术性不足的情况。AI润色的能力可以识别并修正这些问题，因为AI大模型拥有丰富的学术词汇库和专业知识库，能精准地替换那些过于口语化或不够专业的表达。你可以用这样的提问让AI检查，比如：

"我的论文中哪些表述不够学术化，应该如何改进？"

"请帮我找出论文中表述模糊或不精确的地方，并提供更严谨的学术表达替代方案。"

"能否对我的论文进行学术风格的一致性检查，指出并修正那些与整体学术氛围不符的表述？"

以《北京市三级甲等医院儿科护士PICC拔管现状及影响因素分析》一文为

例，如果在完成初稿后，对于文章在具体疾病或护理方法的撰写上，希望能够更加专业，更具学术严谨性，可以参考以下提问方式。

提问

在我的护理论文初稿中，前言部分讨论了如下内容。

经外周置入中心静脉导管（peripherally inserted central catheter, PICC）作为血管通路装置之一，近年来在早产儿、新生儿、危重症患儿和慢性病患儿中的应用逐渐增多。拔除PICC是安全输液较为重要的一环，然而儿童处于生长发育的特殊时期，无法配合、静脉管腔细等特点均增加了PICC拔除过程中的风险。有报道，PICC拔管困难的发生率达9.8%～11.5%。导管拔除的严重并发症如导管断裂（发生率2%～3.5%）、空气栓塞等，虽然罕见但后果非常严重，威胁患儿生命，还有可能因此产生医疗纠纷。因此，深入分析儿科护士在PICC拔除过程中的行为现状及影响因素，对于优化拔管流程、提高护理质量、减轻患儿痛苦、保障其生命安全具有重要意义。三级甲等医院在医疗护理领域通常起到示范和引领的作用，调查三级甲等医院护士的PICC相关操作情况，能够为其他医疗机构提供切实参考和借鉴，进而推动行业整体护理水平的提升。因此，本研究旨在调查北京市三级甲等医院儿科护士PICC拔除的行为现状，并进行影响因素分析，为提高护理质量、保障护理安全以及儿科护士静脉输液治疗培训体系的构建提供借鉴。

请检查本段内容中，我的用语是否符合学术专业性，并指出需要进一步优化的地方，给出修改建议，使文章更具学术严谨性。

AI回答

您的这段前言内容整体表述清晰、专业，但在一些用语和表达方式上可以进一步优化，以提升学术严谨性。以下是具体修改建议。

1. "经外周置入中心静脉导管（PICC）作为血管通路装置之一，近年来在早产儿、新生儿、危重症患儿和慢性病患儿中的应用逐渐增多。"

这一句表达略显简洁，可以加强内容的严谨性和背景描述。建议修改为：

"经外周置入中心静脉导管（PICC）作为一种重要的血管通路装置，近年来在早产儿、新生儿、危重症患儿及慢性病患儿中的应用日益增多。"

2. "拔除PICC是安全输液较为重要的一环"

此处的表述可以进一步明确，避免用语过于口语化。建议修改为：

"PICC拔除是静脉输液过程中至关重要的一环，其安全性对患儿的治疗效果及护理质量具有直接影响。"

3. "然而儿童处于生长发育的特殊时期，无法配合、静脉管腔细等特点均增加了PICC拔除过程中的风险。"

这句可以进一步细化并突出具体的临床挑战。建议修改为：

"然而，由于儿童处于生长发育阶段，存在配合度较低、静脉管腔细小等生理特征，这些因素使得PICC拔除过程中的风险增加。"

4. "有报道，PICC拔管困难的发生率达9.8%～11.5%。"

此处应明确来源和研究背景，提升学术性。建议修改为：

"相关研究表明，PICC拔除困难的发生率为9.8%～11.5%。"

5. "导管拔除的严重并发症如导管断裂（发生率2%～3.5%）、空气栓塞等，虽然罕见但后果非常严重，威胁患儿生命，还有可能因此产生医疗纠纷。"

这一句描述严重并发症时，语言可以更加简练且具有权威性。建议修改为：

"尽管导管拔除所引发的严重并发症（如导管断裂、发生率2%～3.5%，空气栓塞等）较为罕见，但一旦发生，往往会对患儿生命安全构成严重威胁，并可能引发医疗纠纷。"

6. "深入分析儿科护士在PICC拔除过程中的行为现状及影响因素，对于优化拔管流程、提高护理质量、减轻患儿痛苦、保障其生命安全具有重要意义。"

该句表述较长，可分解成两部分，强调研究的意义。建议修改为：

"因此，深入分析儿科护士在PICC拔除过程中的行为现状及影响因素，不仅有助于优化拔管流程，还能提高护理质量、减轻患儿痛苦，并保障其生命安全。"

7. "三级甲等医院在医疗护理领域通常起到示范和引领的作用，调查三级甲等医院护士的PICC相关操作情况，能够为其他医疗机构提供切实参考和借鉴，进而推动行业整体护理水平的提升"

这一句可以简化，突出研究的背景和贡献。建议修改为：

"三级甲等医院在医疗护理领域通常起到示范作用，对其儿科护士PICC操作情况的调查，能够为其他医疗机构提供重要参考，进而推动行业整体护理水平的提升。"

8. "因此，本研究旨在调查北京市三级甲等医院儿科护士PICC拔除的行为现状，并进行影响因素分析，为提高护理质量、保障护理安全，以及儿科护士静脉输液治疗培训体系的构建提供借鉴。"

最后的目标表述稍显重复，建议修改为：

"本研究旨在调查北京市三级甲等医院儿科护士PICC拔除行为现状，并分析其影响因素，为提高护理质量、保障护理安全及优化儿科护士静脉输液治疗培训体系提供参考。"

总结

在这一段内容中，部分表述可进一步简化、精炼，使语言更为严谨、学术化。加强文中背景和现象的描述，使逻辑更加清晰，并用更规范的表达方式提升整体语言的专业性和学术性。

我们可以看到，AI能够帮助我们识别并改正文章中的不规范表达，确保语言更加精炼、正式。例如，AI能将口语化的表述转化为更符合学术要求的语言，避免模糊和不准确的表述；AI能加强文章中不同部分的逻辑衔接，使论证更清晰有力；AI能检查引用的规范性，确保文献引用符合学术期刊的标准，提升文章的权威性。

9.2.3　语言与风格精进：打磨文字细节

语言的流畅性和风格的恰当性对于论文的质量同样重要。AI润色的能力可以做到细致入微地检查语法、拼写和标点，纠正那些容易忽视的错误，识别出复杂的句子结构，提供简化建议，让文章表达更直接、明了。你可以参考如下提问方式：

"请帮我检查并简化论文中的复杂表达。"

"请审查我的论文，指出并改正任何可能影响阅读流畅性的语法或表达问题。"

AI会逐一分析句子，提出修改意见，让论文在保持学术性的同时，也更易于理解。

以"促进先天性心脏病（CHD）婴儿术后直接母乳喂养的证据应用"为例，如果初稿中存在一些语法错误，或者不清楚时态和语气是否一致，希望AI给予把关，你需要怎么问呢？

提问

请您作为一名资深护理科研教授，仔细阅读以下文本，并找出其中的语法、拼写、标点和格式错误：句子是否过于冗长或复杂，时态和语气是否一致，确保文本信息准确、清晰且连贯，使文章整体风格更加学术、专业。完成后，请一一对照原文标注出您所发现的每一个错误，并提供正确的修订建议。文本如下。

1　方法

1.1　证据检索

1.1.1　确定护理问题

本研究的循证护理问题为"如何促进CHD婴儿术后直接母乳喂养"，根据PIPOST原则结构化研究问题。证据临床转化的目标人群（population）：CHD围手术期母乳喂养婴儿；干预措施（intervention）：标准化的喂养、体质量测量方法、给予教育支持；证据转化的实施者（professional）：医生、护士、母乳喂养师、营养师、CHD婴儿母亲；结果（outcome）：直接母乳喂养维持率、纯母乳喂养维持率、母乳喂养（包括纯母乳喂养、混合喂养）维持率、母乳喂养自信心评分；证据临床转化场所（setting）：某三级甲等儿童医院心血管中心；证据类型（type of evidence）：指南、证据总结、系统评价、专家共识。

1.1.2　检索与评价文献

从依据PIPOST框架构建的循证问题中挑选核心检索词进行证据检索，使用CHD围手术期婴儿、体质量测量、母乳喂养作为核心检索词，进行同义词扩展。第1组检索词扩展为"住院先天性心脏病畸形""住院先天性心脏病缺""住院心脏病""先天性心脏病手术婴儿""住院婴儿""手术婴儿"；第2组检索词扩展为"称重""体质量""体重"；第3组检索词扩展为"喂养""直接母乳喂养"。依据"6S"证据资源金字塔模型自上而下检索相关网站和数据库：英国国家卫生与临床优化研究所网站、美国心脏协会网站、BMJ Best Practice、UpToDate、JBI循证护理数据库、Cochrane Library、PubMed、中国生物医学文献数据库、中国知网、万方数据库。文献纳入标准：类型为指南、系统评价、专家共识/意见和证据总结并可获得全文的文献；促进住院CHD婴儿直接母乳喂养的相关文献；公开发表的中英文文献；文献发表时间为2012年至2021年。排除标准：同一内容重复发表的文献。

通过检索各证据资源网站，去重后获得文献216篇，阅读文题和摘要后初筛获得符合研究主题的文献5篇，阅读全文剔除类型不符的文献1篇、内容不符的文献3篇，最终纳入1篇来自JBI循证护理数据库的证据总结。追溯原文献并对其研究设计类型进行分类，分为类实验型研究和队列研究。采用澳大利亚JBI循证卫生保健中心的评价工具对其进行质量评价，评价结果均纳入。

AI回答

非常感谢您提供的文本，以下是对文本中的语法、拼写、标点、格式等问题的逐项修订和建议。

1 方法

1.1 证据检索

1.1.1 确定护理问题

原文问题

- "本研究的循证护理问题为'如何促进CHD婴儿术后直接母乳喂养',根据PIPOST原则结构化研究问题。"

- 问题：这个句子中"根据PIPOST原则结构化研究问题"略显突兀，且没有明确的连接词。

- 修正建议：建议分为两句，使句子更加清晰，并使用"根据PIPOST原则"作为解释。

- "证据临床转化的目标人群（population）：CHD围手术期母乳喂养婴儿；干预措施（intervention）：标准化的喂养、体质量测量方法、给予教育支持；证据转化的实施者（professional）：医生、护士、母乳喂养师、营养师、CHD婴儿母亲；结果（outcome）：直接母乳喂养维持率、纯母乳喂养维持率、母乳喂养（包括纯母乳喂养、混合喂养）维持率、母乳喂养自信心评分；证据临床转化场所（setting）：某三级甲等儿童医院心血管中心；证据类型（type of evidence）：指南、证据总结、系统评价、专家共识。"

- 问题：标点不规范，应使用英文冒号后续内容，且句子过于冗长，信息密集。

- 修正建议：应对信息进行拆分，使用更加简洁、明晰的结构。

修改后

本研究的循证护理问题为"如何促进CHD婴儿术后直接母乳喂养"。根据PIPOST原则，我们将研究问题结构化为以下几个部分。

目标人群（population）：CHD围手术期母乳喂养婴儿。

干预措施（intervention）：标准化的喂养、体质量测量方法及教育支持。

实施者（professional）：医生、护士、母乳喂养师、营养师及CHD婴儿母亲。

结果（outcome）：直接母乳喂养维持率、纯母乳喂养维持率、母乳喂养

（包括纯母乳喂养与混合喂养）维持率、母乳喂养自信心评分。

临床转化场所（setting）：某三级甲等儿童医院心血管中心。

证据类型（type of evidence）：指南、证据总结、系统评价及专家共识。

1.1.2　检索与评价文献

原文问题

- "从依据PIPOST框架构建的循证问题中挑选核心检索词进行证据检索，使用CHD围手术期婴儿、体质量测量、母乳喂养作为核心检索词，进行同义词扩展。"
 - 问题：句子结构复杂，建议简化。
 - 修正建议：将"从依据PIPOST框架构建的循证问题中"修改为"根据PIPOST框架构建的循证问题"。

修改后

根据PIPOST框架构建的循证问题，选择核心检索词进行证据检索，核心词包括"CHD围手术期婴儿""体质量测量"和"母乳喂养"，并进行同义词扩展。

原文问题

- "第1组检索词扩展为'住院先天性心脏病畸形''住院先天性心脏病缺陷''住院心脏病''先天性心脏病手术婴儿''住院婴儿''手术婴儿'；"
- 问题：引号使用不规范，检索词没有有效分隔，且标点符号缺失。
- 修正建议：为每个检索词使用双引号并增加逗号分隔。

修改后

第1组检索词扩展为"住院先天性心脏病畸形""住院先天性心脏病缺陷""住院心脏病""先天性心脏病手术婴儿""住院婴儿"和"手术婴儿"。

原文问题

- "文献纳入标准：类型为指南、系统评价、专家共识/意见和证据总结并可获得全文的文献；促进住院CHD婴儿直接母乳喂养的相关文献；公开发表的中英文文献；文献发表时间为2012年至2021年。"

- 问题：多个标准列举时建议使用更为简洁的结构，并且"专家共识/意见"表述不够规范。

- 修正建议：使用更清晰、标准的表述方式。

修改后

文献纳入标准：包括类型为指南、系统评价、专家共识、意见和证据总结，并且能够获取全文的文献；涉及促进住院CHD婴儿直接母乳喂养的相关文献；公开发表的中英文文献；文献发表时间限定为2012年至2021年。

原文问题

- "排除标准：同一内容重复发表的文献。"

- 问题：没有具体解释"同一内容重复发表"指的是什么。

- 修正建议：简化语言并明确标准。

修改后

排除标准：重复发表相同研究内容的文献。

原文问题

- "通过检索各证据资源网站，去重后获得文献216篇，阅读文题和摘要后初筛获得符合研究主题的文献5篇，阅读全文剔除类型不符的文献1篇、内容不符的文献3篇，最终纳入1篇来自JBI循证护理数据库的证据总结。"

- 问题：句子较长，可以分开，使其更简洁。

- 修正建议：适当拆分句子并使结构清晰。

修改后

通过检索各证据资源网站，并去重后获得216篇文献。阅读文题和摘要后，初筛出符合研究主题的文献5篇。阅读全文后，剔除类型不符的文献1篇、内容不符的文献3篇，最终纳入来自JBI循证护理数据库的证据总结1篇。

原文问题

- "追溯原文献并对其研究设计类型进行分类，分为类实验型研究和队列研究。"

- 问题："类实验型研究"表述不清。

- 修正建议："类实验型研究"可以修改为"准实验设计研究"。

修改后

追溯原文献并对其研究设计类型进行分类，分别为准实验设计研究和队列研究。

总结

- 主要问题：句子冗长，信息密集，部分标点和语法使用不规范。文章中的列表应使用简洁、清晰的格式，避免过度复杂的表达。

- 改进建议：确保使用标准化的标点符号，简化句子结构，使文本更加简洁、清晰和学术化。

这样修改后，文本将更加规范、清晰，学术性也得到了提升。

通过上述分析可以看到，AI能识别文章中复杂的句子，提出简化建议，使表达更直接、清晰。

尽管这几篇文章已经在核心期刊中发表，但AI仍能发现并提出改进意见，说明即使是经过同行评审过的文章，也可能在语言表达、逻辑结构、标点语法使用或其他细节上存在可以进一步优化的空间。这也反映了学术写作是一个不断改进和完善的过程，体现了学术写作的复杂性和细致性，即使是专业领域的文章，也难免存在一些需要打磨的部分，特别是在结构和细节方面。

如果能在投稿之前，就使用AI大模型帮助我们对论文进行审核，是不是就可以提升论文质量和可能的录用率，从而有效地节省修改和重投的时间，提高工作效率，为学术发表的成功增添一份保障。

第**10**章

AI辅助重塑摘要和关键词：
让你的论文轻松出彩

摘要与关键词作为论文的"门面"，其重要性不言而喻。这是读者快速了解论文内容的窗口，也是搜索引擎索引和学者检索的关键。掌握摘要与关键词的写作技巧，可以大大提升论文的影响力。接下来，我们就深入探讨如何通过AI辅助，重塑护理论文的摘要与关键词，让你的论文更出彩。

10.1　摘要的写作要求与关键要点

摘要，作为论文的精髓，撰写需严格遵循一定的规范与要求。对于护理论文而言，尤其是研究型论文，摘要的特点非常显著。

准确性是摘要的生命线，摘要必须准确无误地反映论文的核心内容、研究方法、结果及结论，避免任何夸大或欠缺的表述。

简洁性是摘要的另一大特点。受限于篇幅，摘要通常要求用400字左右完成，这就要求作者必须精炼语言、剔除冗余信息，只保留最核心的内容。

10.2　关键词的选取与优化策略

关键词起到了连接论文与潜在读者的作用，它们的选取直接关系到论文的可见度和影响力。护理论文关键词的特点在于，既要准确反映论文的主题与内容，还要具有一定的专指性与广泛度。

专指性意味着关键词能精确指向论文的具体研究领域或问题，广泛度则要求关键词具有一定的涵盖面，以便吸引更多潜在读者的关注。

在选取关键词时，我们首先要通读全文，深入理解论文的核心内容与创新点。然后，结合论文标题、摘要及正文中的关键信息，提炼出最具代表性的词汇或短语。通常，一篇护理论文选取3～5个关键词为宜，过多或过少都可能影响检索效果。

优化关键词的策略：一是使用专业术语，确保关键词的专业性与准确性；二是考虑同义词与近义词，以扩大检索范围，提高被检索到的概率；三是避免过于宽泛或模糊的词汇，以免降低检索的精确性；四是参考相关文献与数据库，了解领域内常用的关键词，确保关键词的时效性与适用性。

10.3 AI 助你撰写精彩摘要与关键词的技巧

什么时候开始撰写摘要和关键词呢？其实，这是在论文的正文内容都写完之后，才来进行的提炼工作。

如何让AI辅助撰写摘要与关键词呢？很简单，用已经训练有素的AI模型，就可以高效、精准地完成摘要与关键词的提炼任务。

以一篇已经发表的核心期刊护理论文为例，我们可以将论文的标题、正文等内容提供给AI进行学习。在输入适当的提示词后，看看AI生成的摘要与关键词结果怎么样。

下面以《慢性阻塞性肺疾病患者居家肺康复维持现状及影响因素研究》一文为例进行提问。

提问

我是一名临床护理科研人员，这是我撰写的一篇关于《慢性阻塞性肺疾病患者居家肺康复维持现状及影响因素研究》的论文内容，你是一位经验丰富的学术研究分析师，擅长从复杂的研究论文中提取关键信息，并具备挑选关键词的专业能力，可以确保这些关键词能精确地反映论文的核心议题。请提炼这篇论文的摘要，要求：按照目的、方法、结果、结论的格式准确提炼摘要，并选取3～5个最能代表论文主题与核心内容的关键词。摘要应简洁明了、语言准确，关键词应具有代表性和相关性，能够为研究论文的检索和分类提供便利。

AI回答

摘要

目的：本研究旨在探讨慢性阻塞性肺疾病（慢阻肺）患者居家肺康复维持现状及其影响因素，以期为制订更加精准的居家肺康复维持方案提供理论基础。

方法：通过便利抽样法，选取2023年12月—2024年2月在湖南省怀化市内2所三级甲等医院门诊和1所社区卫生服务中心接受随访的慢阻肺患者为研究对象。采用一般资料调查表、慢阻肺评价测试量表（CAT）、改良版英国医学研究委员会呼吸困难量表（mMRC）、锻炼益处/障碍量表（EBBS）和双向社会支持量表作为调查工具，收集并分析患者的一般资料、疾病严重程度、锻炼行为感知水平和社会支持情况。

结果：共调查了392例慢阻肺患者，回收有效问卷362份。研究发现，56.08%的患者从未进行过居家肺康复，仅14.64%的患者能维持1年以上的居家肺康复。多元线性回归分析结果显示，适合的运动场所、接受过肺康复健康教育、患慢阻肺前运动习惯、锻炼行为感知水平和双向社会支持是影响患者居家肺康复维持时间的主要因素。

结论：慢阻肺患者居家肺康复维持情况不容乐观，受多种因素影响。为提升患者居家肺康复的维持性，应加强肺康复健康教育，提升患者锻炼行为感知水平，增加社会支持，并为患者提供适合的运动场所。

关键词

1. 慢性阻塞性肺疾病

2. 居家

3. 肺康复

4. 维持现状

5. 锻炼行为感知

前面是AI生成的摘要和关键词，我们再来对比一下原文中的摘要和关键词。

原文

摘要：目的　了解慢性阻塞性肺疾病（简称"慢阻肺"）患者居家肺康复维持现状及影响因素。方法　采用便利抽样法，于2023年12月—2024年2月，选取在湖南省怀化市2所三级甲等医院门诊和1所社区卫生服务中心接受随访的392例慢阻肺患者为调查对象。采用一般资料调查表、慢阻肺评价测试量表、改良版英国医学研究委员会呼吸困难量表、锻炼益处/障碍量表和双向社会支持量表进行调查。结果　共发放问卷392份，回收有效问卷362份，有效问卷回收率为92.47%。从未进行过居家肺康复的慢阻肺患者占56.08%，居家肺康复的健康行为维持时间为1～3个月的患者占17.40%，4～6个月的患者占7.18%，7～12个月的患者占4.70%，1年以上的患者占14.64%。多元线性回归分析结果显示，适合的运动场所、接受过肺康复健康教育、患慢阻肺前的运动习惯、锻炼行为感知水平和双向社会支持是慢阻肺患者居家肺康复维持时间的影响因素，可解释38.5%的变异度。结论　慢阻肺患者的居家肺康复健康行为维持水平较低，应加强对慢阻肺患者及照顾者的运动康复健康教育，提升患者锻炼行为感知水平、社会支持的利用能力。

关键词：肺疾病　慢性阻塞性　居家　维持性　肺康复　护理

通过对比原文和AI生成的摘要及关键词，我们可以发现AI在提炼论文核心信息方面表现出了相当不错的能力。

从摘要的提炼来看，AI准确地按照目的、方法、结果、结论的格式对论文内容进行了概括。在目的部分，AI清晰地指出了研究旨在探讨慢阻肺患者居家肺康复的维持现状及其影响因素；在方法部分，AI详细描述了研究对象的选择、调查工具的使用以及数据分析的方法；在结果部分，AI准确地呈现了调查的主要发现，包括患者居家肺康复的维持情况以及影响因素；在结论部分，AI总结了研究的主要观点，并提出了改进建议。这与原文的内容基本一致，说明AI在摘要提炼方面具有较高的准确性。

从关键词的选取来看，AI挑选的关键词"慢性阻塞性肺疾病""居家""肺康复""维持现状"和"锻炼行为感知"都紧密围绕论文的主题和核心内容，具有高度的代表性和相关性。这些关键词能够很好地反映论文的研究方向和重点，为论文的检索和分类提供了便利。虽然与原文的关键词有一些细微差别（原文关键词包括"肺疾病 慢性阻塞性"而非"慢性阻塞性肺疾病"，以及"维持性"和"护理"），但AI选取的关键词在实质上与原文关键词表达的意思相近，且更具体、更易于理解。

再次强调：

在护理学术论文的撰写过程中，我们反复强调AI生成的内容不能直接使用，只能作为参考，一定要经过自己的反复修改与优化，尤其是参考文献，必须一一核准真实性。

学术研究的本质在于探索与创新。AI虽然能够快速提供大量信息，但这些信息是基于算法和已有数据的整合，直接使用AI生成的内容，就如同未经消化地吞咽食物，无法真正吸收营养。

护理学术领域的研究，需要深入理解患者的需求、护理的实践以及理论的支撑。AI可能无法全面捕捉到这些细微而关键的点。我们依然必须亲自去阅读文献、观察实践、思考问题，打牢科研基础，并将AI提供的信息与自己的知识和经验相结合，进行深入的反思和分析。

学术诚信也是我们不能忽视的重要方面。直接使用AI生成的内容，可能会损害个人的学术声誉。如果通过自己的修改和优化，将AI的内容内化为自己的东西，就能确保研究的原创性，在学术道路上走得更稳、更远。

对待AI生成的内容，我们要保持审慎和批判的态度，将其作为研究的辅助工具，而不是替代自己思考的"捷径"。只有这样，我们才能在护理学术领域取得真正的进步和突破。

结　语
拥抱AI，护理科研的无限可能

在这本关于AI与护理科研交织融合的书即将画上句号的时刻，我心中涌动着难以言表的情感。这是一本关于护理科研技术革新的书，更是我个人成长与感悟的记录，是对那些在我探索之路上给予无尽支持与鼓励的朋友、家人的深深致谢。虽然说AI是科研的助手，但我更想说AI是心灵的光，让我深刻体会到了科技的温度与人性的光辉。

我想借此机会，向所有在这条不平凡道路上给予我支持与鼓励的朋友们表达最深的感激。是你们，在我初次接触AI、面对未知与困惑时，用专业的知识和无私的分享，为我指明了方向。那些深夜里的讨论、邮件中的解答、会议上的碰撞，都是我宝贵的财富，让我感受到了团队的力量和知识的温暖。

同时，我也要感谢我的家人。在我无数次熬夜加班，沉浸在AI论文写作模型研发和质量测试中时，是你们的理解与包容，给了我最坚实的后盾。家人的笑容、一桌热腾腾的饭菜，都是我疲惫时最温馨的慰藉。没有你们的默默支持，我无法想象自己能够坚持至今，更无法取得任何成就。

回顾这段与AI并肩作战的日子，我深刻感受到了科技对于护理科研发展的巨大推动力。AI，这个曾经看似遥远的概念，如今已深深融入我的工作与生活之中，成为我探索未知、解决各种问题的左膀右臂。

我对AI与护理科研的结合充满了无限的憧憬与期待。但同时，我也深知，随着技术的快速发展，我们必须更加重视科研伦理、患者隐私保护以及算法偏见等问题。科技的力量是巨大的，但只有在人文关怀的指引下，它才能真正服务于人类，促进社会的进步与发展。

我寄希望于未来的护理科研工作者，能够在追求技术创新的同时，不忘初心，坚守科研伦理的底线，确保每一项研究都能经得起道德的考量，每一项技术的应用都能惠及广大患者。我们应致力于构建一个科技与人文和谐共生的环境，让AI成为提升护理质量、增进人类福祉的强大工具，而不是威胁或扰乱护理工作的存在。

我也希望这本书能够成为连接过去与未来的桥，激励更多有志于护理科研的护理人，勇敢地踏上AI之路，虽然有各种挑战，但也有更多机遇等着你。愿你们在阅读这本书时，能够感受到我对护理科研的热爱，对AI技术的敬畏，也希望各位护理同仁在未来的研究中，能够不断探索、勇于创新，发挥科技的力量。

在这本书的末尾，我想对所有支持我、陪伴我走过这段时光的朋友和家人由衷地说一声感谢。是你们让我相信，无论前方的路有多么艰难，只要心中有梦、有爱，就没有什么是不可能的。

同时，我也对未来充满了期待。我期待看到AI与护理科研更加紧密地融合，期待看到更多创新的护理理念和技术涌现出来，期待看到护理学科在科技与人文的双重推动下，绽放出更加璀璨的光芒。

参考文献

[1] 夏欣华, 王莹, 田丽, 等. 预防成人经口气管插管非计划性拔管集束化护理策略应用效果的持续追踪与评价[J]. 中国护理管理, 2023, 23(12)：1780-1784.

[2] 张赛赛, 高彩云, 王永清, 等. 卒中后疲劳患者基于多理论模型的行为改变干预[J]. 护理学杂志, 2024, 39(15)：6-10.

[3] 周芸, 杨丽, 凌静, 等. 基于互联网+全程母乳喂养支持的护理干预在剖宫产产妇中的应用研究[J]. 中华护理杂志, 2024, 59(16)：1933-1941.

[4] Andrew O L & Akpotu C. Knowledge gap：a frontiers for knowledge expansion [J]. International Journal of Knowledge and Dynamic System, 2019, 13(1), 1-6.

[5] George T Doran. There's a SMART way to write management's goals and objectives[J]. Management Review, 2015, 70(11)：35.

[6] Li K, Moore D R. Motivating students in massive open online courses (MOOCs) using the attention, relevance, confidence, satisfaction (ARCS) model[J]. Journal of Formative Design in Learning, 2018, 2(2)：102-113.

[7] 朱杉杉, 毛盼, 王璐, 等. 预防老年病人跌倒并减少跌倒损伤的循证护理实践[J]. 护理研究, 2024, 38(17)：3160-3165.

[8] 申海燕, 黄金燕, 马雨晨, 等. 南通市体位性低血压老年患者防跌倒健康教育干预性研究[J]. 中国公共卫生, 2024, 40(06)：750-753.

[9] 郭晓贝, 王颖, 杨雪柯, 等. 基于患者参与框架的住院老年患者跌倒预防干预策略的实施[J]. 护理学杂志, 2021, 36(01)：50-53.

[10] Cisco J. Teaching the literature review：A practical approach for college instructors[J]. Teaching and Learning Inquiry, 2014, 2(2)：41-57.

[11] Templier M, Paré G. A framework for guiding and evaluating literature reviews[J]. Communications of the Association for Information Systems, 2015, 37(1)：6.

[12] Weiss M. Crowdsourcing literature reviews in new domains[J]. Technology Innovation

Management Review, 2016, 6(2)：5-14.

[13] Cevikbas M, Kaiser G, Schukajlow S. Trends in mathematics education and insights from a meta-review and bibliometric analysis of review studies[J]. ZDM–Mathematics Education, 2024, 1-24.

[14] 学君. 写好论文[M]. 北京：人民邮电出版社, 2024.

[15] 张静, 徐叶萍, 张爱琴, 等. 重症监护室护理人员对气管插管患者拔管后吞咽功能障碍预防知信行问卷调查[J]. 医学研究与战创伤救治, 2024, 37(03)：300-303.

[16] 夏欣华, 王莹, 田丽, 等. 预防成人经口气管插管非计划性拔管集束化护理策略应用效果的持续追踪与评价[J]. 中国护理管理, 2023, 23(12)：1780-1784.

[17] 王攀峰, 刘育岐, 杨秀, 等. 非计划性拔管评估及临床决策支持信息系统的开发与应用[J]. 中国护理管理, 2023, 23(10)：1521-1524.

[18] 栾诚, 郭凡, 嵇艳. ICU患者外周动脉导管非计划性拔管风险预测模型的构建及验证[J]. 护理学杂志, 2023, 38(06)：63-67.

[19] 鲁志卉, 王颖, 黄子菁, 等. 成人气管插管非计划性拔管风险评估量表的构建[J]. 中国护理管理, 2022, 22(06)：893-898.

[20] 向洋, 倪崴莲. 气管插管非计划性拔管预警及决策支持系统的研发与应用[J]. 中华护理杂志, 2022, 57(01)：61-65.

[21] 杨子晴, 谢红珍, 邓小玲, 等. 广东省护士非计划性拔管预防认知与个体和组织行为差异的研究[J]. 解放军护理杂志, 2021, 38(02)：18-21.

[22] 郑丽霞, 谢辉, 李雪芬, 等. 品管圈管理模式对重症监护病房非计划性拔管事件发生率的干预效果[J]. 解放军护理杂志, 2018, 35(09)：64-67.

[23] 朱正安, 王爱民, 孙厦厦. 家属参与式危机管理预防ICU气管插管患者非计划性拔管效果探讨[J]. 护理学杂志, 2017, 32(05)：32-34.

[24] 周丽华, 鲍志鹏, 蒋宏粉, 等. 心血管内科病房低年资护士晚夜班经历心源性猝死事件成长体验的质性研究[J]. 军事护理, 2024, 41(10)：36-39.

[25] McKibbon K A. Evidence-based practice[J]. Bulletin of the Medical Library Association, 1998, 86(3)：396.

[26] 王荟苹, 田瑞杰, 徐飒, 等. 吉布斯反思循环在护理硕士研究生腹膜透析临床教学中的应用[J]. 护理学杂志, 2024, 39(19)：77-80, 96.

[27] 孟利, 郎延梅. 2型糖尿病患者自我调节疲劳现状及影响因素[J]. 护理学杂志, 2023, 38(23)：73-76.

[28] 杜雪燕, 袁艳丽, 高誉恒, 等. 北京市三级甲等医院儿科护士PICC拔管现状及影响因素分析[J]. 中国护理管理, 2024, 24(08)：1125-1129.

[29] 朱孟欣, 顾莺, 叶岚, 等. 促进先天性心脏病婴儿术后直接母乳喂养的证据应用[J]. 中国护理管理, 2024, 24(04)：565-570.

[30] 张明月, 田玉梅, 高娥, 等. 慢性阻塞性肺疾病患者居家肺康复维持现状及影响因素研究[J]. 中华护理杂志, 2024, 59(17)：2077-2083.